Beate Schultz-Zehden

Lust, Leid, Lebensqualität von Frauen heute

Ergebnisse der deutschen Kohortenstudie zur Frauengesundheit

Mit 24 Abbildungen und 43 Tabellen

Springer

Dr. Beate Schultz-Zehden
Charité – Universitätsmedizin Berlin
Habelschwerdter Allee 45
14195 Berlin

ISBN 3-540-22288-X
Springer Medizin Verlag Heidelberg

Bibliografische Information der Deutschen Bibliothek
Die Deutsche Biblioteck verzeichnet diese Publikation in der Deutschen Nationalbibliografie; detaillierte bibliografische Daten sind im Internet über http://dnb.ddb.de abrufbar

Springer Medizin Verlag.
Ein Unternehmen von Springer Science+Business Media
springer.de

Printed in Germany

Planung: Dr. Svenja Wahl
Projektmanagement: Michael Barton
Design: deblik Berlin
Satz: medionet AG, Berlin

Gedruckt auf säurefreiem Papier 26/3160 SM – 5 4 3 2 1 0

Beate Schultz-Zehden

Lust, Leid, Lebensqualität von Frauen heute

Ergebnisse der deutschen Kohortenstudie
zur Frauengesundheit

Meinen Kindern gewidmet

Geleitwort

Im Herbst 1998 wurde die Deutsche Langzeitstudie zur Frauengesundheit ins Leben gerufen. Solche Langzeitstudien gab es bisher nur in angloamerikanischen Ländern. Inzwischen beteiligen sich über 20.000 Frauen an dem Projekt und die Zahl steigt stetig.

Diese Untersuchung hatte und hat zum Ziel, Befindlichkeiten, Freuden und Sorgen im Leben der Frauen in Deutschland, besonders die Gesundheit betreffend, zu verfolgen. Dazu reichen eben allgemeine Gesundheitsstatistiken oder sogar die der Frauengesundheitsberichte nicht aus, weil sie kaum Aussagen machen können, warum konkret Frauen sich besonders gesund fühlen oder sich gesund verhalten oder welche persönlichen Gründe es für subjektive oder objektive Gesundheitsmängel gibt, was im Leben falsch oder richtig gelaufen ist. Dazu braucht man individuelle Daten – statistische »Mittelwerte« lassen nur begrenzte Rückschlüsse zu Ursache-Wirkungs-Beziehungen bezüglich Gesundheit und Wohlbefinden zu.

Außerdem, Deutschland war im internationalen Schrifttum systematischer Forschung zu Determinanten der Frauengesundheit praktisch nicht zu finden. Auch das galt es zu überwinden.

Es war und ist sehr motivierend für das Berliner Studienteam, daß das Interesse von Frauen sehr hoch ist, sich an solchen Untersuchungen zu beteiligen und ihre Erfahrungen zur Verfügung zu stellen. Dabei haben die Studienteilnehmerinnen keinerlei materielle Vorteile, sondern beschäftigen sich freiwillig und unentgeltlich mit dem Ausfüllen der z.T. umfangreichen und auch vielfach »intimere Bereiche« berührenden Fragebögen.

Solch ein Engagement hatten wir erträumt, aber keineswegs erwartet. Deshalb möchten wir uns auch an dieser Stelle bei unseren Studienteilnehmerinnen bedanken. Früher wurde solch ein Einsatz oft nur amerikanischen Frauen zugetraut – zumindest wird das in der Literatur behauptet.

Dabei handelt es sich bei den Teilnehmerinnen um ganz »normale deutsche Frauen« und nicht um »Außenseiter«, die sich auf so aufwendige Untersuchungen einlassen, wie Vergleichsuntersuchungen mit der Bevölkerung gezeigt haben. Das heißt, die Ergebnisse unserer Untersuchungen lassen sich durchaus für die weibliche Deutsche Bevölkerung verallgemeinern.

Aber es gab immer auch Kritiken aus den Reihen der Studienteilnehmerinnen. Sehr frühzeitig wurde gefordert, daß wir den Schwerpunkt nicht nur auf die körperliche Gesundheit und ihre Einflußfaktoren richten sollten, sondern mehr auf die Persönlichkeit, das Befinden, die Gefühle, die sozialen Verhältnisse und Kontakte der Frauen achten sollten.

Da kam das Angebot von Frau Schultz-Zehden, sich diesen Themen als Psychologin intensiver zu widmen, wie ein Geschenk – war aber letztlich harte Arbeit. Mit diesem Buch legt sie nun Ihre Ergebnisse in übersichtlicher Form einem hoffentlich breiten und nicht nur weiblichen Publikum vor. Dafür gebührt ihr der Dank des Studienteams. Die Studienteilnehmerinnen werden auf der Internetseite der Frauen-Gesundheitsstudie www.deutsche-kohortenstudie.info über dieses Buch informiert werden und können auf ihre Weise Wertschätzung oder auch Kritik ausdrücken.

Ich wünsche diesem interessanten Buch eine weite Verbreitung und hoffe, daß sich Frau Schultz-Zehden weiter diesem wichtigen Thema widmen wird.

Nicht zuletzt möchte ich an dieser Stelle der Schering AG danken, die dieses Projekt seit Jahren mit einer materiellen Unterstützung fördert.

Berlin, im Juli 2004

– für das Projekt-Team »Kohortenstudie Frauengesundheit« –

Prof. Dr. Lothar A.J. Heinemann
ZEG Berlin

Vorwort

Die Lebenssituation und das Selbstbild von Frauen haben sich insbesondere in den letzten Jahrzehnten tiefgreifend verändert. Durch die Verbesserung der Bildungs- und Berufschancen und durch den Wandel der Geschlechterrollen hat sich der Freiheitsspielraum für Frauen erheblich erweitert. Eine Vielzahl an neuen Rollenmodellen und Lebensweisen für Frauen sind »erlaubt«, und es gibt auch neue Rollenerwartungen, die quasi die alten ersetzen. Alte Rollenmuster wirken noch durch das Verhalten und die Vorbilder unserer Mütter und Großmütter nach und sind häufig auch biologisch determiniert.

Die traditionelle weibliche Rolle sah die Anpassung und zuweilen die Unterordnung eigener Interessen und Bedürfnisse vor, in der Regel den Beruf für die Familie aufzugeben und sich ganz der Familie und dem Partner zu widmen. Durch die früher sehr viel geringere Beteiligung der Frau am Berufsleben kam auch der Mutterrolle ein viel zentralerer Stellenwert zu. Der gesellschaftliche Wandel hat im wesentlichen zu einer Befreiung aus der Abhängigkeit von einem Partner geführt, die Frauen aus der Begrenztheit des häuslichen Bereichs gebracht, sie von bestimmten Rollenzwängen befreit und ihnen die Möglichkeit eröffnet, ihr Leben selbstbestimmter zu gestalten.

Die vorliegende Untersuchung befasst sich näher mit der Frage, inwieweit diese veränderten Lebensbedingungen und der gewachsene Freiheitsspielraum für Frauen ihr heutiges Selbstbild geprägt haben. Wo stehen Fragmente alter Rollenmuster im Konflikt mit neuen Rollenmustern? Möglicherweise lassen sich Diskrepanzen oder Ambivalenzen zwischen den Sicherheiten tradierter und den Risiken und Chancen neuer Rollenbilder aufdecken.

Die Hauptfragestellung der Studie war es herauszufinden, inwieweit sich Zusammenhänge zwischen dem heutigen Selbstbild und der Rollenorientierung von Frauen und ihrer gesundheitsbezogenen Lebensqualität, Reproduktivität und Sexualität, bestimmten Gesundheitsverhaltensweisen, aber auch zu den Erkrankungen und ihrem körperlichen Leiden finden lassen?

Kernfrage: Welche Rolle spielt das heutige Selbstbild und die Rolle für die Frauengesundheit ?

Die Auswertungen der hier vorgestellten Studie stützen sich auf eine Basisbefragung zur Frauengesundheit, die in den Jahren 1998–2001 durchgeführt wurde, und an der insgesamt 10.241 Frauen teilgenommen haben. Eine Sekundäranalyse mit einem zusätzlichen Instrumentarium, bei dem u.a. das Selbstbild differenziert erhoben wurde, fand an 1716 Frauen in den Jahren 2001–2002 statt.

In Teil I – **Kapitel 1** wird die gesamte Methodik und die soziodemographische Lage der über 10.000 befragten Frauen dieser Studie ausführlich dokumentiert. Hier lässt sich mehr über das genaue Alter, Bildungsstand, Berufstätigkeit oder die durchschnittliche Kinderanzahl der Studienteilnehmerinnen erfahren. An einigen Stellen der Ergebnispräsentation werden auch relevante Ost-West-Unterschiede aufgezeigt. **Kapitel 2** stellt bereits Ergebnisse zur Kernfrage der Studie dar, zum einen betrifft es das anhand der Befragung ermittelte Selbstbild von Frauen, zum anderen den Zusammenhang zu ihrer gesundheitsbezogenen Lebensqualität. Es ließen sich vier verschiedene Frauen-Typen finden, die im einzelnen mit ihren besonderen Rollenmerkmalen beschrieben werden. In allen nachfolgenden Kapiteln wird stets das Selbstbild und die Rollenorientierung im Zusammenhang mit den erhobenen Gesundheitsparametern betrachtet. **Kapitel 3** befasst sich mit dem Konsultations- und Vorsorgeverhalten von Frauen. Die Ergebnisse deuten auf einen positiven Selektionseffekt hin, was auf die Rekrutierung der Stichprobe zurückgeführt werden kann, die häufig über medizinische Einrichtungen stattfand. In **Kapitel 4** werden Angaben zur Reproduktivität und zum Kontrazeptionsverhalten – fokussiert auf die Anwendung der Pille – von Frauen gemacht. Die Einführung der Pille in den 60-er Jahren und die sexuelle Liberalisierung haben nicht nur die Emanzipationsbewegung der Frau mitgeprägt, sondern auch die Lebensverhältnisse in bezug auf Familienplanung und Partnerschaft grundlegend verändert. **Kapitel 5** behandelt das Thema Medikamentengebrauch und Hormonersatztherapie – ein in letzter Zeit sehr kontrovers diskutiertes Thema. Eine Auflistung genannter Frauenleiden, wie beispielsweise Regelstörungen, körperliche Erkrankungen und gynäkologische Probleme findet in **Kapitel 6** statt. Auch wird in **Kapitel 7** das Tabuthema Sexualität aufgegriffen, ein in den meisten Studien vernachlässigter Aspekt der Frauengesundheit. Das letzte **Kapitel 8** beschäftigt sich mit der allgemeinen Lebenszufriedenheit von Frauen. Erneut wird wie in allen anderen Kapiteln auch dabei wieder die Kernfrage gestellt, inwieweit sich ein Zusammenhang zwischen dem Selbstbild und der allgemeinen Lebenszufriedenheit von Frauen aufzeigen lässt.

Nach jedem Ergebnis-Kapitel im Teil II werden spezifische Brennpunkte formuliert, die hier in der Studie behandelt wurden und besondere Aspekte der Lebensqualität und Gesundheit von Frauen betreffen. Mir ist es ein Anliegen, diese in die öffentliche Diskussion mit einzubringen und zudem den Prozess einer geschlechtersensiblen Gesundheitsförderung und gesundheitlichen Versorgung anzuregen und zu unterstützen. Ich habe bewusst eine sehr einfache und nur beschreibende Darstellung der ermittelten Ergebnisse gewählt, um sie möglichst einer breiten Öffentlichkeit zur Verfügung zu stellen. Verzichtet habe ich dabei auf eine umfangreiche Literatur, die es zu den vielen verschiedenen hier behandelten Aspekten zur Frauengesundheit gibt.

Teil III dieser Dokumentation umfasst eine Zusammenfassung und einen Diskurs der wesentlichen Erkenntnisse.

Mein Dank gilt Professor Heinemann, der mir die Datenbasis zur wissenschaftlichen Bearbeitung zur Verfügung gestellt hat und mich dafür begeistern konnte, an diesem großen Projekt mitzuarbeiten. Ebenso danke ich seinem gesamten Team – Frau Dr. Thiel, Frau Möhner, Frau Assmann, Herrn Helmuth und Frau Ehrhardt –, die mich insbesondere in der Phase der Planung und Durchführung der Sekundäranalyse tatkräftig unterstützt haben.

Zuletzt möchte ich den an der Studie teilnehmenden Frauen für ihre Mitarbeit und ihr Engagement ganz herzlich danken.

Berlin, im Juli 2004

Dr. Beate Schultz-Zehden
Medizinpsychologin, Berlin

Inhaltsverzeichnis

Teil I

Teil II Ergebnisse

Teil I

Methodik

1.1 Beschreibung und Durchführung der Studie

Im Herbst 1998 begann die Datenerhebung für die erste deutsche Langzeitstudie zur Frauengesundheit (Heinemann et al. 2000). Solche Studien gab es bisher nur in angloamerikanischen Ländern. Die Studie hatte zum Ziel, Aspekte der Frauengesundheit ganz allgemein, aber auch speziell psychosozialer Probleme, Sexualität, Lebensqualität, Befindlichkeit und deren Einflussfaktoren genauer zu untersuchen und zu verfolgen.

Die Stichprobe setzt sich aus freiwilligen Teilnehmerinnen aus ganz Deutschland im Alter von 18–65 Jahren zusammen, die auf verschiedenen Wegen ihre Bereitschaft zur Beteiligung erklärten. Eingeschlossen wurden Frauen bis einschließlich 65 Jahren, die schriftlich ihre Bereitschaft erklärten. Es bestanden keine sonstigen Ein- oder Ausschlusskriterien.

Die Rekrutierung der Studienteilnehmerinnen erfolgte auf verschiedenste Weise, über medizinische Einrichtungen und andere Wege, wie z.B. über Ärzte in Niederlassung oder Krankenhäusern, Apotheken, Pressemitteilungen, Veröffentlichungen in Zeitschriften, Broschüren von Krankenversicherungen, Teilnehmerwerbung, Postwurfsendungen, aber auch über Anschreiben von Bevölkerungsstichproben (Infratest, Testpanelinstitut Wetzlar, »Stichprobe« Nordhausen). Anfangs spielten die Ärzte dabei eine große, später kaum noch eine Rolle. Nach einer gewissen Zeit wuchs die Stichprobe vorwiegend durch Anmeldung von Freundinnen und Bekannten nach dem »Schneeballprinzip«.

Wenn sich die Frauen zur Teilnahme schriftlich bereit erklärt hatten, erhielten sie zunächst den Basisfragebogen (Anhang A). In der nachfolgenden Zeit wurden sie zum Teil mehrfach erneut kontaktiert, um eine Aktualisierung ihrer Angaben gebeten oder es wurden neue Aspekte erfragt.

Alle wichtigen Informationen im Zusammenhang mit dem Studienmanagement werden anonym zwecks Überprüfbarkeit in einer administrativen Datenbank gehalten (Einwilligungserklärung, Adresse und andere personenbezogene Daten sind separat unter Verschluss). Die jeweiligen Fragebogendaten wurden in gesonderten Datenbanken abgelegt. Für die Fragebogendaten besteht eine Datenbank, die bei jeder neuen Befragungswelle ergänzt wird. Hinsichtlich des Datenschutzes wurde die Studie mit dem zuständigen Datenschutzbeauftragten überprüft. Die primäre Genehmigung erfolgte durch die Ethikkommission der Ärztekammer des Landes Brandenburg. Wo erforderlich, wurde Mitzeichnung durch andere Ethikkommissionen (z.B. Universitäten) veranlasst. Die Auswertung nutzt Methoden der deskriptiven Statistik.

Bis Ende 2002 haben sich fast 20.000 Frauen beteiligt und ein weiteres Wachsen der Studie ist abzusehen.

Die vorliegende Querschnittsanalyse, deren Ergebnisse in diesem Buch dargestellt werden, bezieht sich auf folgende Auswertungen: a) der Basisbefragung, die in den Jahren 1998–2001 durchgeführt wurde, und an der insgesamt 10.241 Frauen teilnahmen b) einer Sekundäranalyse (Follow-up-Erhebung), die im Winter 2001/Frühjahr 2002 an einer Untergruppe an 1.716 Frauen durchgeführt wurde, in der spezifische Fragestellungen wie u.a. der Einfluß des Selbstbildes auf die Gesundheit von Frauen und der Bereich Sexualität genauer untersucht wurden. Von 2.295 angeschriebenen Frauen haben 1.716 Frauen mit einem vollständig ausgefüllten Follow-up-Fragebogen geantwortet (Response-Rate von 75%), die in die Sekundäranalyse mit aufgenommen werden konnten.

Vergleichbarkeit mit der weiblichen Bevölkerung Deutschlands überwiegend möglich

Durch Vergleiche mit repräsentativen Zufallsstichproben der weiblichen deutschen Bevölkerung konnte nachgewiesen werden, dass die freiwilligen Studienteilnehmerinnen keineswegs eine besondere Gruppe darstellen.

Dazu wurden die 10.241 Frauen mit 8.700 Frauen verglichen, die aus den vier repräsentativen Zufallsstichproben der nationalen Gesundheitssurveys von 1986–1992 stammen. Die sozialen Merkmale waren in den Altersgruppen fast identisch, die Anzahl der Kinder ähnlich verteilt, die Nutzungshäufigkeit von Medikamenten, wie auch oraler Contraceptiva (OC) oder Hormonersatztherapie (HRT) in höherem Alter ebenso vergleichbar, d.h. wenn man die unterschiedlichen Zeiträume der Vergleichsuntersuchungen berücksichtigt.

Vergleichbar waren ebenso die Angaben zur Häufigkeit durchgemachter Erkrankungen. Allenfalls war vielleicht das Gesundheitsverhalten (z.B. Rauchen, Alkohol) in der Stichprobe geringfügig besser als in der weiblichen Durchschnittsbevölkerung (zumindest bei den unter 40-Jährigen). Es könnte sich in den Jahren allerdings auch verbessert haben. Gleich waren auch die erfassten Parameter zur Zufriedenheit mit verschiedenen Bereichen des Lebens.

Das bedeutet, dass Ergebnisse aus dieser Studie zur Frauengesundheit in wesentlichen Aspekten auf die gesamte weibliche Bevölkerung Deutschlands verallgemeinerbar sein dürften.

1.2 Die Stichprobe

Von den insgesamt 10.241 befragten Frauen in der Basisbefragung, die aus dem gesamten Bundesgebiet stammten, waren jeweils N = 5.661 < 40 Jahre alt und N = 4.580 > 40 Jahre alt. Von den insgesamt 1.716 befragten Frauen waren jeweils N = 849 < 40 Jahre alt und N = 797 > 40 Jahre alt. Im Mittel waren die Teilnehmerinnen 39 Jahre alt (◘ Tabellen. 1.1 und 1.2).

Bildungsstand. Die Teilnehmerinnen verfügen über ein hohes Bildungsniveau. Der

◘ **Tabelle 1.1.** Altersverteilung Basisbefragung

Alter	Anzahl Frauen
15–19	323
20–24	894
25–29	1.254
30–34	1.670
35–39	1.520
40–44	1.139
45–49	907
50–54	712
55–59	869
60+	953
Total	10.241

Tabelle 1.2. Altersverteilung Sekundäranalyse

Alter	Anzahl Frauen
15–19	32
20–24	127
25–29	177
30–34	313
35–39	270
40–44	205
45–49	173
50–54	132
55–59	132
60+	155
Total	1.716

Tabelle 1.3. Anzahl Kinder (N = 10.241/ N = 1.716)

Keine	27,2 % / 29,5 %
1 Kind	26,8 % / 24,9 %
2 Kinder	34,2 % / 34,4 %
3 Kinder	8,5 % / 8,3 %
4 Kinder	2,7 % / 2,4 %
5 Kinder	0,5 % / 0,5 %

größte Anteil an Frauen gab an, die 10. Klasse besucht zu haben (42,9 % vs. 41,1 %). 17,8 % (11,6 %) hatten die Schule nach der 9. Klasse oder bereits früher verlassen. Das Abitur hatten 12,6 % (14 %) gemacht und 26 % der Teilnehmerinnen (32,6 %) verfügten über einen Fachhochschul- oder Hochschulabschluß.

Es gab einen signifikanten Unterschied zwischen alten und neuen Bundesländern: 44 % der Frauen aus den neuen Bundesländern hatten das Abitur bzw. einen höheren Schulabschluß gegenüber 33 % Frauen mit höherem Schulabschluß aus den alten Bundesländern.

Mutterschaft: Kinderanzahl. Im Durchschnitt haben die Frauen 1,37 (1,3) Kinder (Tabelle 1.3). 28 % gaben an, (noch) keine Kinder zu haben, wobei es hier einen signifikanten Zusammenhang zwischen einem höheren Bildungsstand und keinen bzw. weniger Kindern gab (22,1 %/23,3 % Frauen, die keine Kinder und weniger als Abitur hatten, gegenüber 35 %/36,5 % Frauen ohne Kinder mit Abitur und mehr). Es gibt nicht nur mehr Frauen mit höherem Bildungsstand, die keine Kinder haben, sondern insgesamt hat diese Gruppe auch weniger Kinder.

Erwerbstätigkeit. 26 % (23,3 %) der Frauen gaben zum Zeitpunkt der Erhebung an, nicht erwerbstätig zu sein. 8,3 % (7,2 %) waren stundenweise erwerbstätig (< 15 Stunden), 15,8 % (19,8 %) teilzeit erwerbstätig (15–34 Std.) und 35,7 % (35,1 %) voll erwerbstätig. 7 % (8,1 %) gaben eine vorübergehende Freistellung an, 3,9 % (3,1 %) befanden sich in einer Ausbildung.

Auch hier zeigt sich deutlich ein Unterschied zwischen alten und neuen Bundesländern: Insgesamt 42 % (40 %) der Frauen aus den neuen Bundesländern waren voll erwerbstätig, gegenüber nur insgesamt 27,3 % (29,8 %) aus den alten Bundesländern.

Mit steigender Kinderzahl nimmt der Anteil der voll-erwerbstätigen Frauen insgesamt kontinuierlich drastisch ab, wobei es auch hier einen signifikanten Ost-West-Unterschied gibt.

Frauen aus den neuen Bundesländern mit 2 Kindern sind noch zu 47 %/36 % voll erwerbstätig (< 40 Jahre 44 %/24 %), Frauen aus den alten Bundesländern mit 2 Kindern dagegen nur zu 13 %/14 % (< 40 Jahre nur 6,5 %/5 %). Der überwiegende Anteil der Mütter insbesondere mit kleineren Kindern (Frauen < 40 Jahre) ist nicht erwerbstätig, arbeitet stundenweise oder teilzeit oder ist vorübergehend frei gestellt.

◘ Tabelle 1.4 zeigt auf, wie der Anteil der voll-erwerbstätigen Frauen mit steigender Kinderzahl kontinuierlich abnimmt.

Familienstand. Die Teilnehmerinnen waren mehrheitlich verheiratet oder lebten mit ihrem Partner in einer Lebensgemeinschaft (67,8 %). 20 % waren ledig, 8 % der Frauen waren geschieden und ein geringer Teil (3 %) war bereits verwitwet. Ein Drittel der kinderlosen Frauen über 35 ist verheiratet und lebt mit ihrem Partner zusammen.

Partnerschaft. Alleinlebend ohne Partner waren allerdings nur 13,9 %, 12,9 % gaben an, einen Partner zu haben, aber nicht mit ihm zusammenzuleben. Der überwiegende Teil (73,2 %) der Frauen lebt mit einem Partner zusammen.

1.3 Die Instrumente

Die Studie basiert auf einer ausführlichen Basisbefragung und Nachbefragungen. Der Basis-Fragebogen verfügte über einen sehr umfangreichen Themenkatalog. Folgende Parameter wurden u.a. erfasst: Schwangerschaften, Geburten, Geburtenregelung, Hormon- bzw. Pillenanwendung, Hormonersatztherapie; Zyklus- und assoziierte Probleme, Gesundheits- und Krebsvorsorge, Beckenentzündungen, Familienanamnese, Familien- und sozialer Stand, Lebensgewohnheiten, spezielle Risikofaktoren, Krankheiten, Inanspruchnahme medizinischer Versorgung und Nutzung von Medikamenten, Zufriedenheit in verschiedenen Bereichen des Lebens (Anhang A: Basis-Fragebogen).

In einer Sekundäranalyse wurde das Selbstbild mithilfe der deutschen Fassung von Runge et al. (1981) des modifizierten Bem-Sex-role-inventory (BSRI), einem Fragebogen zur Geschlechtsrollenorientierung, untersucht, das körperliche und psy-

◘ **Tabelle 1.4.** Anteil der voll erwerbstätigen Frauen in Abhängigkeit von der Kinderzahl, Alter, NBL, ABL (neue Bundesländer, alte Bundesländer)

	Kein Kind	1 Kind	2 Kinder	3 Kinder	4 Kinder	5+Kinder
NBL Gesamt	35,6 %	45,7 %	47,7 %	34,4 %	19,7 %	11,8 %
NBL <40	35,7 %	43,5 %	44,4 %	33,3 %	13,8 %	–
ABL Gesamt	56,1 %	20,6 %	12,8 %	9,8 %	7,0 %	2,9 %
ABL <40	58,2 %	14,0 %	6,5 %	2,2 %	1,9 %	–
Gesamt	45,2 % (51,0 %)	36,4 % (36,3 %)	33,7 % (26,7 %)	22,4 % (16,6 %)	13,4 % (10,7 %)	6,0 % (6,0 %)

chische Wohlbefinden mit dem SF-12 (Fragebogen zum Gesundheitszustand) sowie das sexuelle Befinden von Frauen mit einem neu entwickelten Sexualitäts-Fragebogen. (Anhang B: Sekundäranalyse/Follow-up-Fragebogen).

Der BSRI-Fragebogen

(Runge et al. 1981)

Die Teilnehmerinnen beantworteten die 33 Items, im Fragebogen als Persönlichkeitsprofil gekennzeichnet, auf einer 5-stufigen Antwortskala (1 trifft gar nicht zu – trifft kaum zu, teils-teils, trifft ziemlich zu – 5 trifft genau zu)

Eine Faktorenanalyse ergab eine Vier-Faktoren-Struktur, daraus erfolgte die Bildung entsprechender Skalen. Im Folgenden werden die vier Skalen erläutert.

1. Skala Selbstbehauptung: Items 1, 18, 27, 28, 5, 23
Ich halte mich für ... egoistisch, dominant, aggressiv, hart, konkurrierend, sich überlegen fühlend.

Die Reliabilität lag bei .70, der Skalenmittelwert Mean = 2,3 (Min. 1, Max. 5).

Frauen schreiben sich selbst durchschnittlich eine eher geringere Fähigkeit zur Selbstbehauptung zu.

Wenn Frauen zukünftig im Berufsleben auch in höheren Positionen stärker vertreten sein wollen, ist sicher auch eine notwendige Bedingung, dass sie es lernen müssen, sich noch besser selbst zu behaupten.

2. Skala Leistungsorientierung: Items 11, 12, 31, 32
Ich halte mich für ... leistungsorientiert, ehrgeizig, berufsorientiert, zielstrebig

Die ermittelte Reliabilität betrug .83, der Skalenmittelwert Mean = 3,5.

Frauen schreiben sich selbst durchschnittlich eine eher hohe Leistungsorientierung zu. Möglicherweise liegt das an dem verhältnismäßig hohen Anteil an Frauen aus den neuen Bundesländern.

3. Skala Instrumentalität (maskuline Eigenschaften) Items 4, 6, 9, 20, 22, 25, 30
Ich halte mich für ... selbstsicher, leicht Entscheidungen fällend, entschlossen, Führungseigenschaften, bestimmt auftretend, Druck gut standhaltend, offensiv

Die Reliabilität lag bei .80, der Skalenmittelwert Mean = 3,2

Als selbstsicher, entscheidungsfreudig und mit Führungseigenschaften ausgestattet schätzen sich die Frauen selbst durchschnittlich im mittleren Bereich ein.

4. Skala Expressivität (feminine Eigenschaften) Items 3, 8, 10, 14, 16, 17, 24, 26, 33
Ich halte mich für ... gefühlsbetont, freundlich, hilfsbereit, verständnisvoll, sanft, anpassungsfähig, familienorientiert, weiblich, fähig auf andere einzugehen

Hier konnte eine Reliabilität von .80 ermittelt werden sowie ein Skalenmittelwert von Mean = 3,9.

Frauen schreiben sich selbst durchschnittlich eine eher stark ausgeprägte feminine Rollenorientierung (im Sinne des Rollenstereotyps) zu.

Der Fragebogen zum Gesundheitszustand (SF-12)

(Bullinger & Kirchberger 1998)

Die 12 Items umfassende Kurzversion des validierten SF-36 erfasst auf zwei Skalen zu je 6 Items die subjektive körperliche und psychische Gesundheit einer Frau (Anhang B).

Der Fragebogen zum sexuellen Befinden

Die Teilnehmerinnen hatten erneut die Items auf einer 5-stufigen Antwortskala zu beantworten, die von der Autorin eigens für diese Studie zusammengestellt wurden.

Eine Faktorenanalyse ergab eine Drei-Faktoren-Struktur und damit die Basis zur Bildung entsprechender Skalen.

1. Skala sexuelles Wohlbefinden: (Fragen 2, 4, 6, 13)
Die Reliabilität betrug .87, der Skalenmittelwert Mean 3,1 (Min. 1, Max. 5).

Die Items lauteten: Ich bin mit meinem Sexualleben zufrieden, In der Sexualität erfahre ich sexuelle Erfüllung, Ich bin mit meinem sexuellen Empfinden zufrieden, Häufigkeit sexueller Aktivitäten (Antworten 1 sehr gering – 5 sehr stark).

Das sexuelle Wohlbefinden wird von den Frauen durchschnittlich eher im mittleren Bereich bewertet (Zufriedenheit: 3 teils-teils).

2. Skala sexuelle Defizite: (Fragen 3, 5, 7)
Es wurde eine Reliabilität von .74 ermittelt und ein Skalenmittelwert von Mean 2,3.

Die Items lauteten: Ich erlebe Einschränkungen im Bereich meiner Sexualität, In der Sexualität bin ich oft wie blockiert. Häufig entsprechen meine sexuellen Erlebnisse nicht meinen eigentlichen Bedürfnissen (Antworten 1 trifft gar nicht zu – 5 trifft genau zu).

Einschränkungen im Sexualleben werden durchschnittlich von den Frauen eher weniger berichtet (2 trifft kaum zu).

3. Skala sexuelle Lust: (Fragen 1, 8, 9, 10, 11, 12,14)
Die Reliabilität betrug .90 und der Skalenmittelwert Mean 3,0.

Die Items lauteten: Sexualität spielt in meinem Leben eine wichtige Rolle, Ich habe tagsüber spontane Gedanken an Sexualität (nie – sehr oft), ich verspüre tagsüber den spontanen Wunsch nach Sexualität, ich wünsche mir intime Kontakte (ohne im engeren Sinne sexuelle Aktivitäten) wie z.B. Küssen, Streicheln, Sich-aneinanderkuscheln, Ich wünsche mir sexuelle Kontakte, Ich habe Spaß an sexuellen Gedanken und Gefühlen, mein sexuelles Verlangen ist (insgesamt) (Antworten 1 sehr gering – 5 sehr stark)

Frauen schätzen ihre sexuelle Lust durchschnittlich im mittleren Bereich ein, wobei der Wunsch nach Intimität ohne im engeren Sinne sexuelle Aktivitäten am häufigsten vorkam (3 hin und wieder, mittel).

1.4 Brennpunkte

In Bezug auf die Vereinbarkeit Familie und Beruf ist Deutschland ein Entwicklungsland. Die Wahlfreiheit, ob Krippe, Tagesmutter oder Ganztagsschule gibt es in Deutschland keineswegs flächendeckend. Es fehlt an Angeboten, die Betreuungskosten sind hoch. Erziehungsarbeit ist überwiegend Frauensache. Das macht sich dann auch für Frauen bei der Rentenvorsorge bemerkbar. Wer lange Zeit beruflich wegen der Kinder pausiert hat und aufgrund von Teilzeittätigkeit weniger in die Rentenkasse eingezahlt hat, hat später auch einen geringeren Anspruch auf Versorgungsleistungen.

Wir können feststellen, dass Frauen in Deutschland über einen hohen Ausbildungsstand (Bildungsgrad) verfügen, dieser wird jedoch gesellschaftlich betrachtet nicht genügend genutzt. Es gibt derzeit mit steigender Tendenz immer mehr deutsche Frauen mit höherem Bildungsstand, die keine Kinder haben, oder diese Gruppe hat insgesamt weniger Kinder. Es lässt sich zudem beobachten, dass mit steigender Kinderzahl der Anteil der voll-erwerbstätigen Frauen kontinuierlich abnimmt, wobei es noch einen signifikanten Ost-West-Unterschied gibt.

Die Gruppe der **Alleinerziehenden** konnte leider nicht valide ausgewertet werden: es müssten die vielen Formen der Alleinerziehung berücksichtigt werden, inwieweit es Unterstützung durch den Vater gibt, wie die Finanzlage der Familie sich darstellt, die persönliche Lage, ob gewollt oder ungewollt alleinerziehend usw. Darüber hinaus gibt es heute sehr viele »Quasi-alleinerziehende Mütter«, wo die Väter physisch und/oder psychisch abwesend sind.

Teil II Ergebnisse

Frauenselbstbild und gesundheitsbezogene Lebensqualität

2.1 Selbstbild von Frauen heute

Die Frauen bekamen in der Studie die Aufgabe, sich mit Hilfe von 33 Eigenschaften selbst zu beschreiben und auf einer 5-stufigen Ratingskala eine Selbsteinschätzung vorzunehmen, wie sehr die jeweilige Eigenschaft auf sie persönlich zutrifft (Anhang B – Persönlichkeitsprofil).

Man kann zunächst anhand der ermittelten Skalendurchschnittswerte feststellen, dass das Selbstbild von Frauen altersunabhängig nach wie vor ein sehr »weibliches« ist. In diesem Zusammenhang sprechen wir von einem expressiven Selbstkonzept. Es handelt sich hierbei um Persönlichkeitseigenschaften (-attribute), Selbstzuschreibungen, die im Sinne der sozialen Erwünschtheit als charakteristischer für eine »typische Frau« gelten. Natürlich wirft das die Frage auf, ob Selbstbild und Rollenverhalten kongruent sind und ob gerade die Jüngeren sich auf diese Weise sehen, weil sie glauben, so sein zu müssen? Gibt es gar einen erneuten Weiblichkeitskult oder Traditionalisierungsdruck, unter den die Frauen heute geraten aufgrund gesellschaftlicher Rahmenbedingungen, die die Vereinbarkeit von Beruf und Familie äußerst schwierig gestalten (z.B. noch weitgehend fehlende Ganztagsschulen). Die Frauen stehen heute unter innerem (normative Rollenerwartungen) und äußeren Druck (finanzielle Lage der Familien), Familie und Beruf miteinander zu vereinbaren.

Auch ist zuweilen zu beobachten, dass Frauen die soziale Zurückweisung droht, wenn sie eine »unweibliche« Ausrichtung zeigen. Frauen geraten in Konflikt mit ihrer eigenen Weiblichkeit, wenn sie systematisch der weiblichen Rolle widersprechende Mechanismen an den Tag legen müssen und es dabei erforderlich ist, sich zunehmend männlicher Attribute zu bedienen.

Das erklärt vielleicht, warum die Frauen in der Studie sich eine eher geringe Selbstbehauptung zusprachen. Dazu zählten allerdings Eigenschaften wie egoistisch, dominant, aggressiv, hart, konkurrierend, oder sich als überlegen fühlend, die von Männern wie Frauen als karriereförderlich aber als weniger sozial erwünscht gelten.

Wenn Frauen zukünftig im Berufsleben auch in höheren Positionen stärker vertreten sein wollen, ist sicher auch eine notwendige Bedingung, dass sie es lernen müssen, sich noch besser selbst zu behaupten.

Die Auswertung des Selbstkonzept-Fragebogens ergab weiterhin, dass die Frauen in der Studie durchschnittlich eine eher höhere Leistungsorientierung aufwiesen.

2.2 Die Unterscheidung von vier Frauen-Typen

Mit Hilfe einer Clusteranalyse wurde in einem zweiten Schritt nach Gruppen gesucht, die sich hinsichtlich der ermittelten Faktoren des Fragebogens zur Geschlechtsrollenorientierung (Bem Sex Role Inventory) in ihrem Selbstbild bzw. Rollenorientierung ähneln.

Eine Clusteranalyse ergab vier verschiedene Cluster-Gruppen, die im folgenden differenzierter dargestellt werden (◘ Tabelle 2.1).

Egal, welche Lebenssituation, beruflich oder privat, man betrachtet, lassen

Tabelle 2.1 Ergebnis Clusteranalyse

Skalen (ermittelte Faktoren im BSRI)	Cluster 1	Cluster 2	Cluster 3	Cluster 4	Mean N= 1716 (Min 1, Max 5)
Leistungsorientierung	4,45	3,80	2,69	2,89	3,5
Instrumentalität	3,81	3,34	3,13	2,72	3,2
Expressivität	4,37	3,83	3,60	4,24	3,9
Selbstbehauptung	2,46	2,53	2,57	1,72	2,3

sich einhergehend mit einem hierfür typischen Selbstbild drei wesentliche Rollenverhaltensweisen unterscheiden, die mit bestimmten Selbstzuschreibungen assoziiert sind: assertiv-offensive Verhaltensweisen – das sich Durchsetzen wollen in einer bestimmten Situation –, adaptative Verhaltensweisen – das sich Anpassen – sowie defensive Verhaltensweisen – das Ausweichen bzw. sich Unterordnen. Es kommt zuweilen vor, dass eine Person situationsspezifisch für sich selbst alle drei Verhaltensweisen in Betracht zieht.

Typ 1 – Paula: die leistungsorientierte-offensive Powerfrau (Cluster 1)

Ein Viertel der Gesamtstichprobe (25 %) ließ sich dem Typ Powerfrau zuordnen. Paula, die offensive «Powerfrau«, hebt sich durch ihre insgesamt offensive Selbstbeschreibung von den drei anderen Frauen-Typen ab. Sie verfügt über ein ausgeprägt instrumentelles und expressives »androgynes« Selbstbild, in dem sie neben den typisch weiblichen auch die männlichen Eigenschaften integriert hat und sich als aktiv, ehrgeizig, zielstrebig, entschlossen und als sehr leistungsorientiert schildert. Darüber hinaus beschreibt sie sich als stark familien- und/ oder berufsorientiert.

Im Zentrum ihres gesamten sich selbst zugeschriebenen assertiven Verhaltens steht ihr Zielbewusstsein. Dieser Frauentyp will ungern Abstriche machen oder irgendwelche faulen Kompromisse eingehen, dabei stellt sie an sich selbst auch hohe Ansprüche und verfügt über die notwendige Selbstdisziplin.

Der Anteil der voll-erwerbstätigen Frauen ist mit 31 % bei dieser Gruppe folgerichtig insgesamt etwas höher. Wir treffen bei diesem Typ aber nicht immer eine Karrierefrau, auch die nicht erwerbstätige Familienmanagerin findet sich hier. Unter den Frauen mit höherem Bildungsstand (Uni-, Fach-, Hochschulabschluss) ist die Powerfrau (29 %) insgesamt etwas häufiger vertreten. Des weiteren fand sich ein signifikanter Ost-West-Unterschied: es waren anteilig mehr Frauen aus den neuen Bundesländern (33,6 %) als aus den alten Bundesländern (16,9 %) in dieser Gruppe zu finden.

Die Lebenssituation von Paula kann wie folgt aussehen: wir begegnen ihr in unserem sozialen Umfeld als engagierte, nicht erwerbstätige Familienmanagerin, als kinderlose Karrierefrau, als Berufserfolgsfrau mit Kind, die Beides – Karriere und Kind – unter einen Hut bringt oder als alleinerziehende Mutter und Berufstätige, die als alleinige Familienernährerin fungiert. Dieser Frauentyp hat entweder auch einen Erfolgsmann als Partner oder lebt zuweilen in einer Partnerbeziehung auf Distanz. Zuweilen gehört sie zu den Singles und hat gar keinen Partner. Selten treffen wir einen Mann an ihrer Seite, der sich unterordnet und bereit ist, teilzeit zu arbeiten, Windeln zu wechseln oder ein Babyjahr zu nehmen.

Typ 2 – Norma: die normenorientierte-anpassungsfähige Frau (Cluster 2)

Die größte Gruppe (31 %) orientiert sich stark an aktuellen Trends, sie versucht unterschiedliche Rollenanforderungen zu erfüllen bzw. miteinander zu vereinbaren, ist kompromiss- und je nach individueller Lebenslage anpassungsbereit und integrationsfähig.

Diese Gruppe von Frauen zeichnet sich insgesamt durch eine sehr adaptative Selbstbeschreibung aus und schätzt sich in allem durchschnittlich ein. Sie wurde deshalb in erster Linie als »normenorientiert« charakterisiert.

Auch hier treffen wir unter den Frauen mit **höherem Bildungsstand** (Uni-, Fach-, Hochschulabschluss) diesen Typ 2 insgesamt etwas häufiger an (36 %), d.h. sie ist gut ausgebildet.

Die Lebenssituation von Norma könnte wie folgt aussehen: sie strebt stark nach einer Vereinbarkeit von Beruf und Familie und bemüht sich um ausgewogene Rollenverhältnisse, bei denen der Partner ebenso in Familienarbeit und Kindererziehung einbezogen wird. Trotzdem steckt sie trotz guter Ausbildung häufig zugunsten ihrer Kinder und der vorrangigen Karriere des Mannes in ihrer eigenen Karriere zurück, ist überwiegend teilzeit erwerbstätig und macht Kinderpausen. Sie versucht in allem, vermittelnd, harmonisierend, nicht aggressiv, gar vernünftig aufzutreten und großen Streß zu vermeiden.

Typ 3 – Lena: die ambivalente-indifferente Frau (Cluster 3)

Eine eher kleinere Gruppe (17 %) zeigt eine auffällige Rollenkonfusion in der Art der Selbstbeschreibung. Sie schätzt sich als weder ausgeprägt familien- noch berufsorientiert ein, ist im Vergleich zu den anderen Frauen-Typen am geringsten leistungsorientiert. Trotz alledem kann sich Lena, die »Ambivalente«, angemessen selbst behaupten. »Alte« und »neue« Rollenmerkmale stehen teilweise im Widerspruch zueinander, vermutlich fühlt sie sich durch verschiedene Rollenanforderungen hin- und hergerissen.

Der Anteil der **alleinlebenden** Frauen ist mit 23,3 % bei dem »ambivalenten« Frauen-Typ insgesamt etwas höher im Vergleich zu den drei anderen Frauen-Typen. Unter den Frauen, die angegeben hatten, **stundenweise erwerbstätig** zu sein, oder die sich beruflich **vorübergehend haben freistellen** lassen, ist Lena insgesamt häufiger zu finden. Desweiteren fand sich auch hier ein signifikanter Ost-West-Unterschied: dieser Frauen-Typ ist sehr viel häufiger bei Frauen in den alten Bundesländern anzutreffen (24,7 %) gegenüber nur 9,2 % bei den Frauen aus den neuen Bundesländern.

Die Lebenssituation von **Lena** lässt sich folgendermaßen entwerfen: sie ist wenig ehrgeizig und zielstrebig, insgesamt eher als labil zu bezeichnen und von starken **Selbstzweifeln** geprägt im Sinne von »Was will ich? Was kann ich?«. Häufig stellt sie Dinge in Frage, ist leicht durch Ansprüche und Rollenerwartungen überfordert, verfügt demnach auch über keine große Frustrationstoleranz. Das wirkt sich auf Beruf und Partnerschaft aus, wo wir vermehrten Berufswechsel und Trennungen beobachten (häufiger Singles). Im Partner sucht sie eher jemanden, an dem sie sich orientieren kann, macht sich deshalb manchmal abhängig wegen fehlender Unabhängigkeit. Dennoch neigt Lena eher zum non-konformen, rebellischen Verhalten (angemessene Selbstbehauptung). Bei Lena ist vorstellbar, dass sie mehrere Berufswege einschlägt, um für sich selbst das Passende zu finden, dass wir ihr als alleinerziehende Mutter begegnen, die Schwierigkeiten hat, ihren Job auszufüllen oder dass sie bedingt durch gehäufte Trennungen vom Partner in einer Patchwork-Familienkonstellation lebt.

Typ 4 – Elsa: die defensiv-traditionelle Frau (Cluster 4)

In etwa jede Vierte (27 %) beschreibt sich als nachgiebig, unterordnend, aufopferungsbereit, mit **defensiv-passiver** Selbstbeschreibung und der geringsten Selbstbehauptung. Insgesamt ist Elsa stärker an traditionellen Rollenmustern orientiert und stuft sich als stärker familien- als berufsorientiert ein.

Bei dem »defensiv-traditionellen« Frauen-Typ ist der Anteil der ledigen Frauen geringer, dafür der Anteil bereits verwitweter Frauen höher, worin sich alters- und generationsspezifische Effekte ausdrücken. Häufiger ist Elsa tatsächlich unter den **nicht erwerbstätigen** Frauen vertreten, ebenso häufiger bei Frauen mit **niedrigerem Bildungsstand** (9. Klasse).

Elsas Lebenssituation könnte wie folgt aussehen: größtenteils orientieren sie sich stark an alten Rollenmustern. Dazu gehören Ansichten wie, ein Kleinkind braucht ganz die Mutter, der Mann fungiert als Familienernährer etc. Das Erfüllen neuer Rollenerwartungen bedeutet für manche eine Überforderung, denn vielen fehlt es hierfür an der notwendigen Durchsetzungskraft. Elsa ist folgerichtig seltener berufstätig. Die Familie hat unumstritten den größten Stellenwert im Leben dieser Frauen, häufig verbunden mit dem Wunsch nach dem Hausfrauendasein. Meistens stellt Elsa ihre eigenen Wünsche hintenan und ordnet sich unter. Diese Frauen orientieren sich meistens stark am Partner und es entsteht eine große Hilflosigkeit, wenn die Beziehung scheitert und sie dann fast gezwungen ist, sich schnell neu zu orientieren.

Bei dieser Gruppe kann es nun zu unterschiedlichen Lebensentwürfen kommen: Elsa, die aus Überzeugung wegen ihrer Kinder nicht berufstätig sein will oder Elsa, die eher Passive, die nicht arbeiten will, aus finanziellen Gründen auch nicht arbeiten muß, sich lieber ausschließlich ihren Kindern widmet und sich gerne vom Partner leiten lässt oder Elsa, die nicht Berufstätige, die sich dem Mann und ihrer Familie unterordnet, aber darunter leidet, dass sie nicht berufstätig ist.

Kritische Anmerkung: Diese besondere methodische Herangehensweise der Clusteranalyse soll lediglich den Zweck erfüllen, komplexe Zusammenhänge differenzierter beschreiben zu können.

Keine Frau lässt sich ausschließlich so klassifizieren, und nur einem ganz bestimmten Typ zuordnen. Es soll eher so verstanden werden, dass ausschlaggebend ist, welches Selbstbild und welche Rollenorientierung bei einer Frau überwiegt. Die offensive Powerfrau kann natürlich auch traditionelle Anteile in sich tragen, jedoch in ihrem gesamten individuellen Rollenverhalten dominiert die offensive Rollenausrichtung. Jede von uns Frauen hat möglicherweise etwas von Paula, Norma, Lena und Elsa, aber eben in unterschiedlicher Ausprägung. Jemand hat sehr viel von Paula und Elsa, aber nur sehr wenig von Norma und Lena.

Interessant ist, dass **diese Frauengeneration** verschiedene Rollenmuster in ihrem Selbstbild zeigt: es finden sich die alten, traditionellen Rollenmuster, eine typisch weibliche Grundhaltung wie Anpassungsfähigkeit neben neuen, offensiven, eher typisch männlichen Selbstschilderungen, aber auch Irritiertheit sowie Orientierungslosigkeit, wo keine klare Rollenorientierung vorhanden ist (◘ Abb. 2.1)

2.3 Frauen-Typen und ihre Rollenorientierung in Abhängigkeit vom Alter

Insgesamt sind die anpassungsfähigen Frauen (Norma) mit 31 % die größte Gruppe, die ambivalenten (Lena) mit 17 % und nur geringen Altersdifferenzen am seltensten vertreten (◘ Abb. 2.2). Bei den jüngeren Frauen, den < 25-Jährigen, ließen sich 34 % dem »offensiven« Powertyp (Paula) zuordnen. Dieses Ergebnis lässt sich sowohl alters- als auch generationsspezifisch interpretieren – die jüngeren Frauen sind mit anderen Rollenmustern aufgewachsen als die ältere Generation. Bei der Altersgruppe um die 50 (45- bis 54-Jährige) ist es nicht jede dritte, sondern fast nur jede fünfte Frau, die sich hier zuordnen ließ, jedoch steigt der Anteil der »Powerfrauen« mit zu-

Beschreibung vier verschiedener Frauen-Typen

- **Die Powerfrau:** insgesamt *offensive* Selbstbeschreibung; am stärksten leistungsorientiert, stark instrumentell und expressiv („androgynes Selbstbild" - Integration typisch männlicher und weiblicher Eigenschaften), stark familien- und / oder berufsorientiert
- **Die Normen-Frau:** insgesamt *adaptative* Selbstbeschreibung; in allem durchschnittlich; versuchen unterschiedliche Rollenanforderungen zu erfüllen, sie miteinander zu vereinbaren, sind kompromiß- und je nach individueller Lage anpassungsbereit
- **Die ambivalente Frau:** auffällige *Rollenkonfusion* in der Art der Selbstbeschreibung; weder ausgeprägt familien- noch berufsorientiert, am geringsten leistungsorientiert, in verschiedene Rollenanforderungen verstrickt bzw. hin- und hergerissen, können sich jedoch angemessen selbst behaupten
- **Die traditionelle Frau:** insgesamt *defensive* Selbstbeschreibung; mit der geringsten Selbstbehauptung; nachgiebig, unterordnend, aufopferungsbereit, an traditionellen Rollenmustern orientiert, stärker familien- als berufsorientiert

◘ **Abb. 2.1** Beschreibung der vier verschiedenen Frauen-Typen

Frauen-Typen und Alter

Frauentypen / *Alter*	<25	25-34	35-44	45-54	>55	Gesamt
Powerfrau	**34%**	23%	26%	22%	27%	25%
Normen-Frau	35%	35%	29%	31%	**25%**	31%
Ambivalente Frau	14%	18%	20%	15%	14%	17%
Traditionelle Frau	**17%**	24%	25%	**32%**	**35%**	27%

Abb. 2.2 Rollenorientierung in Abhängigkeit vom Alter

nehmendem Alter dann wieder an. Ebenso scheint sich die Frau mit zunehmendem Alter immer weniger anpassungsfähig und an vorherrschenden Normen orientieren zu müssen im Gegensatz zu den jüngeren Frauen in der Studie, was sich bei Norma zeigt (Typ 2: 35 % < 35-Jährige vs. Typ 2: 25 % > 55-Jährige). Große Unterschiede zeigen sich dann beim »defensiv-traditionellen« Frauentyp: die Jüngeren schreiben sich nur zu 17 % derartige Eigenschaften zu, bei Frauen zwischen 45 und 65 Jahren ist es dagegen jede Dritte (Elsa: 35 % > 55-Jährige).

Insgesamt kann festgehalten werden, dass jedoch keine so gravierenden Alters- und Generationsunterschiede gefunden wurden. Die ermittelten Unterschiede lassen sich sowohl entwicklungspsychologisch als auch generationsspezifisch interpretieren; verschiedene Lebensphasen der Frau beinhalten unterschiedliche Entwicklungsanforderungen.

Das Selbstbewusstsein hat sich insofern gewandelt, dass Frauen heute ein anderes Selbstverständnis haben, gemeint ist damit aber, dass sie ein anderes Rollenverständnis haben als die Generation ihrer Mütter. Manche Frauen erleben diese neuen Rollenerwartungen wie Paula als Herausforderung, manche wiederum fühlen sich wie Lena oder vielleicht auch Elsa hiervon überfordert.

Wie gezeigt werden konnte, ist die Art der Selbstbeschreibung und die der Rollenorientierung sowohl abhängig vom Bildungsstand der Frauen als auch ließen sich Zusammenhänge zur Art und Häufigkeit der Erwerbstätigkeit sowie dem soziokulturellen Hintergrund finden (Unterschiede zwischen Frauen aus den neuen und alten Bundesländern).

Darüber hinaus bestimmen auch gerade die realen Lebensverhältnisse die Art der Selbstbeschreibung. Als Beispiel hierfür könnte gelten, daß Frauen mit vorübergehender Freistellung (»Erziehungsjahr«) häufiger dem »ambivalenten« Frauen-Typ zugeordnet werden konnten und weniger dem Typ Powerfrau. Möglicherweise verringert sich damit auch ihre Chance auf eine neue attraktive berufliche Chance.

2.4 Frauen-Typen und gesundheitsbezogene Lebensqualität

Allgemeines Wohlbefinden der Frauen

Die Ergebnisse dieser Studie zeigen, daß ungefähr ab dem 40.–45. Lebensjahr das körperliche Wohlbefinden abnimmt und mit zunehmendem Alter immer schlechter eingeschätzt wird (■ Abb. 2.3).

Das korreliert mit einer vorhandenen Zunahme an Erkrankungen und Beschwerden mit zunehmendem Alter, die die Lebensqualität beeinträchtigen, ebenso wie das Auftreten klimakterischer Beschwerden, unter denen ca. ein Drittel aller Frauen in der Peri- und Postmenopause stärker leidet.

Ein genau gegensätzlicher Verlauf ließ sich in bezug auf das psychische Wohlbefinden beobachten. Mit zunehmendem Alter (ca. ab dem 45. Lebensjahr) wird das psychische Wohlbefinden im Vergleich zu den jüngeren Altersgruppen signifikant besser eingeschätzt (■ Abb. 2.4). Das lässt sich in erster Linie entwicklungspsychologisch, aber auch generationsspezifisch mit den derzeitigen gesellschaftlichen Erwartungen und Bedingungen erklären. Die jüngeren Frauen stehen heute ganz besonders vor der schwierigen Aufgabe, Beruf und Familie zu vereinbaren. Die Erwartungen an die jüngere Generation sind gestiegen. Kurz gesagt, der Streß für die jüngere Generation ist größer geworden.

Das Resultat, dass Frauen, die bereits den fünfzigsten Geburtstag gefeiert haben, so mit sich im Reinen sind, kann auch als Folge der Frauenbewegung und als reife Frucht der Emanzipation gewertet werden. Diese neue Frauengeneration bewältigt ihr Leben ganz anders als früher, sie sind selbstbewusster und aktiver geworden, können sich besser selbst behaupten, anstatt – wie zum großen Teil noch ihre Mütter und Großmütter – vom Partner geleitet zu werden. Auch die Einstellung zum Körper und zur Gesundheit hat sich geändert.

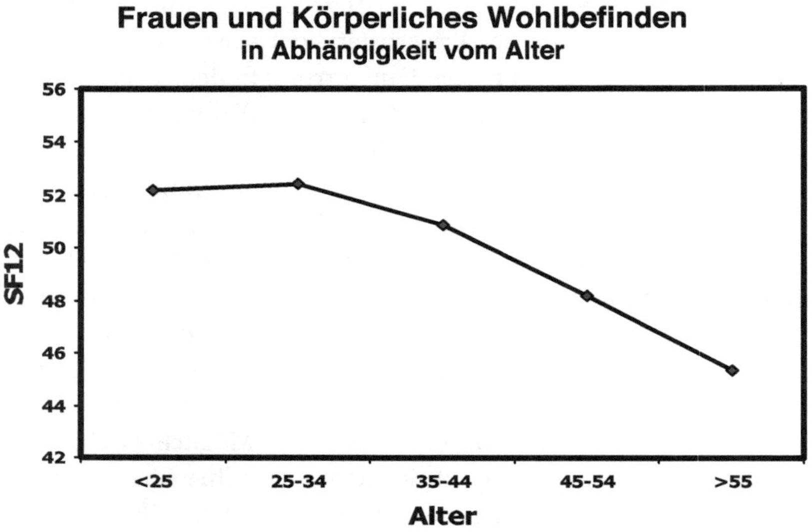

■ **Abb. 2.3** Körperliches Wohlbefinden und Alter

Heute gehen viele über 50-jährige Frauen in Fitness-Studios oder fangen dann erst mit dem Joggen an.

Das Ergebnis lässt sich zudem auch entwicklungspsychologisch interpretieren; je älter wir werden, desto mehr Reife und Gelassenheit entwickeln wir. Eine andere Hypothese wäre die, verglichen mit den Prinzipien der Homöostase, je älter, kränker, leistungsschwächer wir werden, desto besser müssen wir uns als eine Art Gegengewicht psychisch (geistig, seelisch) fühlen, um eine Balance zu erreichen.

Erst mit den Jahren kommt das psychische Wohlbefinden

Im Folgenden soll dargestellt werden, inwieweit es Zusammenhänge zwischen den vier Frauen-Typen, d.h. der jeweiligen Rollenorientierung einer Frau, und der gesundheitsbezogenen Lebensqualität (ermittelt über den SF-12) gibt. Es fällt auf, die Einschätzung des **körperlichen Wohlbefindens** betreffend, dass zwischen den einzelnen Frauen-Typen weniger Varianz ist als hinsichtlich des psychischen Wohlbefindens (◻ Abb. 2.5). Mit zunehmendem Alter wird das körperliche Wohlbefinden wie in ◻ Abb. 2.3 gezeigt werden konnte, von den Frauen insgesamt schlechter eingeschätzt, wobei schon Unterschiede zwischen den vier Frauen-Typen bestanden. Die »defensiv-traditionellen« Frauen schätzen ihr körperliches Wohlbefinden signifikant schlechter ein als ′Paula, die Powerfrau′ und ′Norma, die normenorientierte Frau′. Typ1 »Paula« erlebt sogar eine Steigerung um die 30 (25- bis 34-Jährige).

Lena, die Ambivalente, hat einen besonderen Einbruch um die 50 (45- bis 54-Jährige), was die Einschätzung ihres körperlichen Wohlbefindens betrifft. Vielleicht leidet sie am stärksten unter Menopause-Problemen.

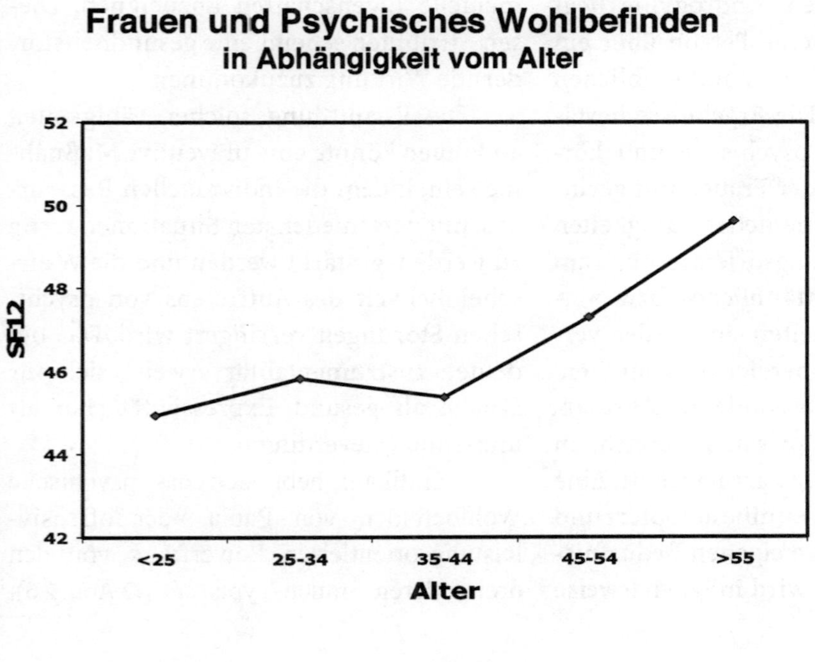

◻ **Abb. 2.4** Psychisches Wohlbefinden und Alter

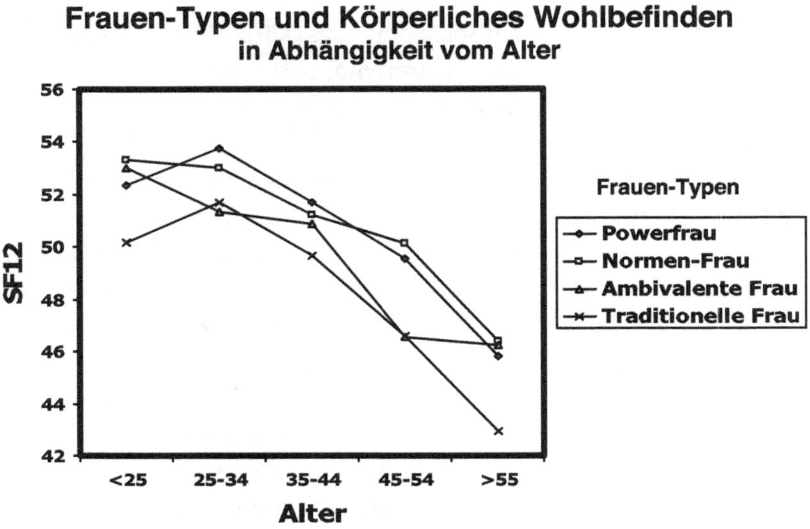

Abb. 2.5 Frauen-Typen und körperliches Wohlbefinden

Auf Sandra Bem (1974) geht es zurück, dass eine Person unabhängig von ihrem biologischen Geschlecht sowohl »männliche« als auch weibliche« Eigenschaften haben kann. Ihr Androgynie-Modell psychischer Gesundheit besagt, dass es für Männer und Frauen gesund sei, sowohl weibliche als auch männliche Persönlichkeitsmerkmale zu besitzen. Androgynie liegt nur dann vor, wenn eine Person über ein hohes Maß an männlichen und weiblichen Merkmalen verfügt. Die Ergebnisse bestätigen hier, dass die psychische und körperliche Gesundheit der Frauen mit geringen männlich-instrumentellen Fähigkeiten und geringer Leistungsorientierung am schlechtesten war. »Männliche« bzw. »instrumentelle« Fähigkeiten sind in den verschiedensten Lebensbereichen vonnöten: in der Berufswelt in besonderem Ausmaß, aber eben auch im privaten Bereich, in der Familie und in der Partnerschaft. Eine Frau, die sich für ihre Familie aufopfert und nicht weiß, wie sie ihre eigenen Bedürfnisse durchsetzen kann, wird möglicherweise eher an psychischen Störungen leiden als eine Frau, die ihren eigenen Standpunkt gegenüber ihrer Familie vertreten kann. Ob Frauen psychisch gesund sind bzw. belastende Situationen in ihrem Leben bewältigen, hängt vermutlich in einem wesentlichen Ausmaß davon ab, ob sie die Möglichkeit hatten, sich männliche sprich instrumentelle Eigenschaften anzueignen. Diesen Attributen scheint eine gesundheitsfördernde Wirkung zuzukommen.

Die Vermittlung solcher Fähigkeiten an Frauen könnte eine präventive Maßnahme sein, indem die individuellen Ressourcen, mit verschiedensten Situationen fertig zu werden, gestärkt werden und die Wahrscheinlichkeit des Auftretens von psychischen Störungen verringert wird. Das bedeutet: Instrumentalität erweist sich für Frauen als gesund, Expressivität eher als ungesund (Sieverding 1990).

Signifikant hebt sich das psychische Wohlbefinden von Paula »der offensiv-leistungsorientierten Powerfrau« von den drei anderen Frauen-Typen ab (Abb. 2.6).

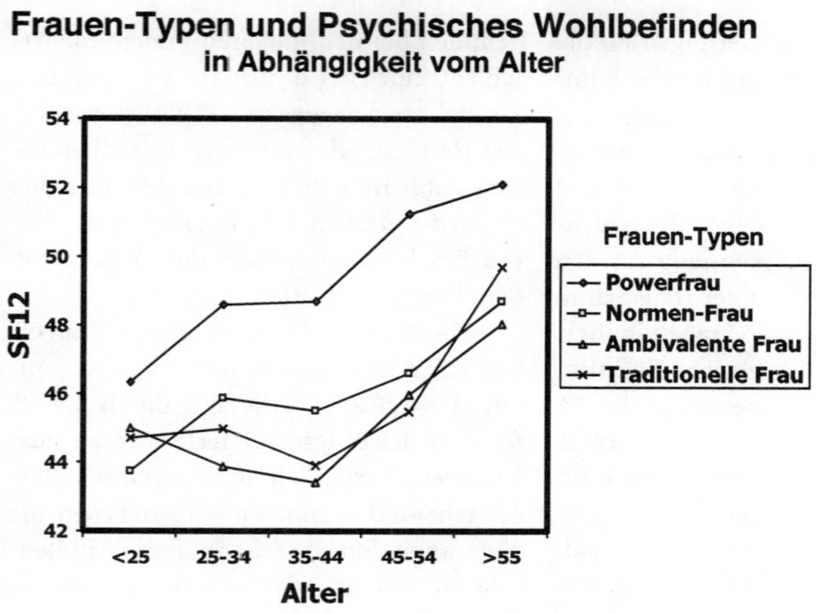

Abb. 2.6 Frauen-Typen und psychisches Wohlbefinden

Hierfür gibt es verschiedene Erklärungsansätze. Ist Paula die psychisch Stabilere, und ihr besseres psychisches Wohlbefinden ist eine Art Voraussetzung dafür, dass sie ihr Leben aktiver, mit besserem Selbstbewusstsein, mehr Durchsetzungskraft bewältigt. Oder verfügt dieser Frauen-Typ über eine andere Selbstwahrnehmung und nimmt andere Zuschreibungen vor, nach dem Motto »Nicht gut drauf sein, darf nicht sein«, es passt nicht in das Selbstbild dieser Frauen.

Zwischen 30 und 40 (25- bis 44-Jährige), der Altersgruppe mit kleineren Kindern, stagniert es bei fast allen, d.h. es lässt sich keine Steigerung beobachten. Lena (Typ 3) und Elsa (Typ 4) tun sich besonders schwer in dieser Zeit, sie schätzen ihr psychisches Wohlbefinden schlechter ein. Sie fühlen sich sogar psychisch schlechter als die Jüngeren und die Älteren, nehmen entweder alles auf sich oder wissen nicht so richtig, wo sie stehen. In die fertile Phase, die häufig sehr anstrengend ist für die junge Mutter, fällt heute für viele der Anspruch der Vereinbarkeit von Beruf und Familie.

Selbst die eher als psychische Problemgruppe zu betrachtende »Ambivalente« > 55 Jahren fühlt sich psychisch besser als die Jüngeren unter 25-jährigen Powerfrauen.

2.5 Brennpunkte

Heute sind Frauen mit einer neuen gesellschaftlichen Norm konfrontiert, die die Berufstätigkeit für die Frau vorsieht. Schafft sie es nicht, beides unter einen Hut zu bringen, fühlt sich manche als unmodern, manchmal sogar unfähig und als Versagerin. Sie stellt an sich selbst diese Erwartung, was oft zu überhöhten Ansprüchen führt und zu einem enormen inneren Druck. Diesen Punkt betreffend verhalten Frauen sich heute untereinander sehr unsolidarisch. Die »nicht-Berufstätige« missachtet zuweilen die Berufserfolgsfrau, die sich nicht genügend um ihre Kinder kümmert, und umgekehrt.

Auch gesellschaftlich wird die Berufstätigkeit von Müttern wenig gefördert und unterstützt, das betrifft ebenso die fehlende gesellschaftliche Anerkennung für den teilzeitarbeitenden Mann oder Hausmann.

Während viele jüngere Frauen in ihrer Selbstdarstellung und zuweilen Selbstinszenierung nach außen wie Bollwerke des Selbstvertrauens wirken, lässt sich andererseits beobachten, dass sie innerlich oft von Selbstzweifeln und einer inneren Unsicherheit geprägt sind. Sind sie trotz beruflichen Erfolges vielleicht sogar stärker von Zweifeln an den eigenen Fähigkeiten und an ihrem Selbstwert geprägt als die Generation ihrer Mütter?

Vielleicht haben wir es mit einer veränderten Haltung zu tun, die sich in der Persönlichkeit und dem psychischen Wohlbefinden bei den jüngeren Frauen niederschlägt: eine eher diffuse Unsicherheit und Zweifel an den eigenen Fähigkeiten, eine Art Haltung, alles in Frage zu stellen, v.a. sich selbst im gesamten Handeln und den eigenen Gefühlen. Das unterscheidet meines Erachtens elementar die jüngere von der älteren Generation.

Die Befunde der Studie passen zum öffentlichen Bild, nach dem es den sogenannten »Powerfrauen«, die sich durch ihr offensives, leistungsorientiertes Wesen auszeichnen, körperlich und psychisch besser geht als den anderen Frauen-Typen, die eher anpassungsbereit, in ihrem Rollenbild ambivalent oder sich noch eher traditionell orientieren. Frauen, die der Ansicht sind, die heutigen normativen Erwartungen mit allem, was Frauen heute leisten müssen und sollen, nicht zu erfüllen, fühlen sich laut Studie sowohl körperlich als auch psychisch schlechter.

Frauen, Arztkonsultationen und Vorsorge

3.1 Konsultationsverhalten

3.1.1 Arztbesuche

Frauen gehen generell häufig zum Arzt (◘ Tabelle 3.1). Auf die Frage: Wie häufig haben Sie im letzten Jahr eine/n Ärztin/Arzt aufgesucht (außer Zahnärztin/-arzt) ?, antworteten 12,5 % aller Frauen, dass sie dies mehr als 12mal im Jahr tun. Einerseits werden Frauen dadurch häufig medizinisch untersucht und behandelt, z.B. mit Medikamenten, andererseits können aber auch gesundheitliche Probleme frühzeitig erkannt werden.

Mit zunehmendem Alter steigt die Anzahl der Arztbesuche. In der Gruppe der über 60-Jährigen (N = 954) ist es jede Fünfte (19,7 %), die mehr als 12mal im Jahr einen Arzt aufsuchen.

Besuche beim Gynäkologen/In

Wie häufig suchen Frauen einen Gynäkologen/In auf? (Frage: Wie häufig haben Sie in den letzten zehn Jahren eine/n Frauenärztin/arzt aufgesucht?)

Der Anteil der Frauen, der regelmäßig (mind. 1mal pro Jahr) einen Gynäkologen/in aufsucht, ist in dieser Studie enorm hoch. 77 % der >50Jährigen hatten angegeben, dies mindestens 1mal pro Jahr zu tun (◘ Tabelle 3.2). In Korrelation zum Alter sank die regelmäßige Konsultationshäufigkeit: bei den > 60-Jährigen waren es weniger als 70 %. Nur etwa 10 % der > 50-Jährigen hatten zugegeben, dass sie in den letzten 5 Jahren höchstens 1mal bei einem Frauenarzt gewesen sind. Diese Zahlen sprechen deutlich für einen positiven Selektionseffekt der Studienteilnehmerinnen. Vorwiegend fand eine Auslage des Folders, der für die Teilnahme an der Studie warb, in niedergelassenen Arztpraxen oder in Krankenhäusern statt. Bei denjenigen, die ihre Bereitschaft zur Teilnahme signalisierten, handelt es sich somit um eine ganz bestimmte Gruppe: aufgeschlossen, eher gesundheitsbewußt. Hinzu kommt das Phänomen der sozialen Erwünschtheit im Antwortverhalten, welches wir bei der Bereitwilligkeit, einen Fragebogen auszufüllen, immer mit berücksichtigen müssen.

◘ Tabelle 3.1 Anzahl Arztbesuche pro Jahr in % (N = 10.241)

Arztbesuche	Gesamt (%)	> 50-Jährige (N = 2.534)
Niemals	2,8 %	2,1 %
1-3mal	44,3 %	40,7 %
4-12mal	38,1 %	**44 %**
Mehr als 12mal	12,5 %	**15,8 %**
Ich weiß nicht	2,6 %	2,4 %

◘ Tabelle 3.2 Anzahl Frauenarztbesuche pro Jahr in % (N = 10.241)

Frauenarzt-besuche	Gesamt (%)	> 50-Jährige (N = 2.534)
Nie	1,3 %	1,4 %
mind. 1mal in 10 Jahren	1,6 %	2,4 %
mind. 1mal in 5 Jahren	3,5 %	5,1 %
mind. 1mal in 2 Jahren	8,5 %	10,5 %
mind. 1mal pro Jahr	**83,9 %**	**77,3 %**
Ich weiß nicht	1,2 %	1,0 %

3.2 Vorsorgeuntersuchungen

Regelmäßige Brustuntersuchungen

Den Frauen wurde folgende Frage gestellt: Werden Ihre Brüste **regelmäßig** auf krankhafte Veränderungen durch Abtasten untersucht? Dabei bezog sich die Frage nicht nur auf den Frauenarzt/ärztin, sondern auch auf andere Ärzte, und sogar auf die Frau selbst.

Laut eigenen Angaben geben nur 16,5 % der jüngeren < 40-jährigen Frauen an, dass weder sie selbst, noch ein Frauenarzt oder anderer Facharzt regelmäßig ihre Brüste abtastet. Bei den Älteren waren es insgesamt nur etwa 7 % (■ Tabelle 3.3). Auch dieser Befund verschleiert vermutlich den wahren Tatbestand, denn ich vermute, dass der Anteil derer – und zwar alle Altersgruppen betreffend –, die **kein** regelmäßiges Abtasten der Brüste selbst vornehmen oder durchführen lassen, sehr viel größer ist.

Wer nimmt diese regelmäßigen Untersuchungen vor?

Spezieller wird es bei der Frage, wer diese regelmäßigen Brustuntersuchungen nun vornimmt. Erwartungsgemäß ist der Gynäkologe/In hier die Hauptfigur. Das Alter der Frau spielt hierbei keine wesentliche Rolle. An zweiter Stelle wurde der Gynäkologe und die Frau selbst genannt (■ Tabelle 3.4).

Nur ein ganz geringer Anteil von 4 % gibt ausschließlich die Selbstuntersuchung an. Inwieweit in den übrigen 20 % der Anteil Frauen enthalten ist, der nur selten zum Gynäkologen geht, lässt sich nur vermuten.

■ Tabelle 3.3 Regelmäßige Brustuntersuchungen in % (N = 10.241)

Frauen in %	**< 40 Jahre**	**> 40 Jahre**
Brustuntersuchung **Nein**	16,5 %	6,8 %
Brustuntersuchung **Ja**	83,2 %	92,5 %
Ich weiß nicht	0,3 %	0,7 %

Mammographie

Zur Zeit ist es in Deutschland nicht möglich, dass bei beschwerdefreien Frauen zwischen 50 und 69 Jahren Mammographien als Früherkennungsmaßnahme für Brustkrebs durchgeführt werden. Mammographien dürfen nur in dafür besonders zertifizierten Screening-Einheiten durchgeführt werden, diese werden aber erst nach und nach in Deutschland flächendeckend eingeführt. Mit »Mammographie-Screening« ist die Röntgenreihenuntersuchung in qualifizierten und zertifizierten Zentren gemeint.

Der Anteil Frauen, der auf die Frage: Waren Sie jemals zur Mammographie (Röntgenaufnahme der Brüste)? mit **Ja** geantwortet hatte, war in dieser Studie ebenfalls sehr hoch. 74 % der > 40-Jährigen gaben an, mindestens 1mal in ihrem Leben ei-

■ Tabelle 3.4 Regelmäßige Brustuntersuchungen durch … in % (N = 10.241)

Brustuntersuchungen durch...	Frauen < 40 in %	Frauen > 40 in %
Gynäkologe/in	58,8 %	62,1 %
Gynäkologe/in und Frau selbst	19,8 %	23,2 %
Frau selbst	3,7 %	4,0 %
Hausarzt/anderer Arzt	0,8 %	ca. 3 %
KA, Ich weiß nicht	16,8 %	8,0 %

ne Mammographie gehabt zu haben (◘ Tabelle 3.5). Diese Zahlen, die sich auf die Jemals-Nutzung einer Mammographie beziehen, kommen bereits an die Empfehlungen zum Mammographie-Screening heran, bei dem mindestens 70 % in der Altersgruppe 50–69 Jahre alle 2 Jahre teilnehmen sollten.

Zytotest

Der Zytotest gehört zur Krebsvorsorgeuntersuchung beim Frauenarzt. Hier geschieht eine Entnahme und Färbung eines Zellabstrichs nach der Methode von Papanicolaou.

Nur sehr wenige Frauen – insgesamt von allen Befragten waren es nur ca. 5 % – hatten laut eigenen Angaben scheinbar noch nie einen Zytotest vornehmen lassen (◘ Tabelle 3.6).

Frage: Ist bei Ihnen von Ihrer/m Frauenärztin/-arzt jemals ein Abstrich zur Krebsvorsorgeuntersuchung (Zytotest) vorgenommen worden?

◘ Tabelle 3.5 Jemals Mammographie (N = 10.241)

Mammographie		Frauen < 40 in %	Frauen > 40 in %
Mammographie	**Nein**	78,7 %	24,9 %
Mammographie	**Ja**	19,9 %	**74 %**
KA, Ich weiß nicht		1,4 %	1,1 %

◘ Tabelle 3.6 Jemals Zytotest (N = 10.241)

Zytotest		Frauen < 40 in %	Frauen > 40 in %
Zytotest	**Nein**	7,9 %	3,0 %
Zytotest	**Ja**	86,1 %	**94,5 %**
KA, Ich weiß nicht		6,0 %	2,5 %

Kürettage

Unter Kürettage wird die Auskratzung des Uterus mit der Kürette (= scharfer Löffel) sowohl aus diagnostischen als auch therapeutischen Gründen verstanden. Es gibt unterschiedliche Gründe für die Kürettage. Insgesamt gaben 29 % aller Frauen an, dass bei ihnen jemals eine Kürettage durchgeführt wurde, in der Altersgruppe der > 40-Jährigen waren es sogar über 40 % (◘ Tabelle 3.7).

Frage: Wurde bei Ihnen schon einmal eine Ausschabung/Kürettage durchgeführt?

Konisation

Bei der Konisation wird die Portio mit dem Messer oder einer elektrischen Schlinge kegelförmig ausgeschnitten. Der gewonnene Konus wird durch Stufenschnitte mikroskopisch auf das Vorhandensein von Krebsvorstadien bzw. eines Portiokarzinoms untersucht. Bei den > 40-Jährigen waren es ca. 16 % aller Frauen, die die Frage: Wurde bei Ihnen schon einmal eine Konisation (operative Gewebsentnahme am Gebärmutterhals) vorgenommen? mit JA beantworteten (◘ Tabelle 3.8).

◘ Tabelle 3.7 Jemals Kürettage (N = 10.241)

Kürettage		Frauen < 40 in %	Frauen > 40 in %
Kürettage	**Nein**	79,6 %	55,3 %
Kürettage	**Ja**	18,4 %	**42,9 %**
KA, Ich weiß nicht		1,9 %	1,9 %

Tabelle 3.8 Jemals Konisation (N = 10.241)

Kürettage		Frauen < 40 in %	Frauen > 40 in %
Konisation	Nein	86,3 %	70,5 %
Konisation	Ja	6,1 %	**15,8 %**
KA, Ich weiß nicht		7,6 %	13,6 %

3.3 Frauen-Typen und Konsultationsverhalten

Frauen-Typen und Arztbesuche. Im Folgenden wird der Zusammenhang zwischen dem Frauenselbstbild und der Anzahl an jährlichen Arztbesuchen dargestellt.

Bei den < 40-Jährigen zeigte sich kein Einfluss des Frauenselbstbildes auf die Konsultationshäufigkeit (Tabelle 3.9). Bei dieser Altersgruppe scheinen ganz andere Faktoren ausschlaggebend, wie häufig eine Frau einen Arzt aufsucht. Diese werden überwiegend im Kontext von Krankheit bzw. Gesundheit stehen. Bei den > 40-Jährigen ließ sich jedoch ein Trend feststellen (Tabelle 3.10).

Tabelle 3.9 Frauen-Typen und Arztbesuche pro Jahr, Frauen < 40 Jahre (N = 873), *nicht signifikant*

Arztbesuche pro Jahr	Paula	Norma	Lena	Elsa
Niemals	3,2 %	2,7 %	5,1 %	2,0 %
1- bis 3mal	45,5 %	47,0 %	41,1 %	47,2 %
4- bis 12mal	38,6 %	38,2 %	39,9 %	39,2 %
Mehr als 12mal	12,3 %	11,1 %	12,0 %	10,6 %
Ich weiß nicht	0,5 %	1,0 %	1,9 %	1,0 %

Tabelle 3.10 Frauen-Typen und Arztbesuche pro Jahr, Frauen > 40 Jahre (N = 706), *signifikant;* Chi-Quadrat-Test p = .038

Arztbesuche pro Jahr	Paula	Norma	Lena	Elsa
Niemals	2,2 %	4,1 %	5,4 %	2,3 %
1- bis 3mal	43,3 %	44,9 %	37,8 %	38,5 %
4- bis 12mal	41,6 %	40,8 %	41,4 %	43,0 %
Mehr als 12mal	12,4 %	**9,7 %**	**15,3 %**	**14,0 %**
Ich weiß nicht	0,6 %	0,5 %	0,4 %	2,3 %

In dieser Altersgruppe gehen Typ 3 – die »ambivalent-indifferenten« und Typ 4 – die »defensiv-traditionellen« Frauen tendenziell etwas häufiger zum Arzt, Typ 2 – die »normenorientiert-anpassungsfähigen« Frauen dagegen etwas seltener.

Betrachtet man diesen Zusammenhang speziell noch einmal bei den > 50-Jährigen, so zeigt sich dasselbe Bild nur noch etwas deutlicher. Auch hier ist es wieder Typ 3 – die »Ambivalenten« – auch in mancher Hinsicht oft als psychische Problemgruppe dargestellt – und Typ 4 – die »Traditionellen« mit defensiv-passiver Selbstbeschreibung –, die häufiger zum Arzt gehen. Typ 2, die normenorientierten Frauen, geht eher seltener. Die Annahme, dass die Powerfrauen weniger Arztbesuche aufweisen, wurde nicht bestätigt. Sie verhalten sich in jeder Hinsicht hier eher durchschnittlich.

Das Selbstbild von Frauen scheint also erst mit zunehmendem Alter eine gewisse Rolle zu spielen, wie häufig eine Frau einen Arzt aufsucht oder nicht. Insgesamt betrachtet sind es bei den Älteren die weniger leistungsorientierten Frauen, die häufiger einen Arzt konsultieren.

Im Zusammenhang mit den ermittelten Zahlen zum Vorsorgeverhalten zeigten sich keine nennenswerten Unterschiede bei den vier Frauen-Typen. Das kann an der schiefen Verteilung liegen, dass es auf die Fragestellungen insgesamt zu viele Zustimmer gab (JA-Sager) und manche Zellen dadurch kaum besetzt waren.

3.4 Brennpunkte

Die Studie bestätigt, dass Frauen generell häufig zum Arzt gehen. Die hohe Frequenz an Arztbesuchen birgt Vor- und Nachteile. Zum einen können gesundheitliche Probleme frühzeitig erkannt und behandelt werden, zum anderen ist auch denkbar, dass Frauen dadurch häufig überbehandelt (mehr Medikamente) oder fehlbehandelt (mehr psychosomatische Diagnosen) werden.

Interessant war die Frage, inwieweit es einen Zusammenhang zwischen dem Frauenselbstbild und dem Konsultationsverhalten gibt. Es zeigte sich, daß nur bei den > 40-jährigen Frauen ein Zusammenhang bestand. Mit zunehmendem Alter waren es die weniger leistungsorientierten Frauen, die häufiger einen Arzt konsultierten. Bei den Jüngeren spielte das Selbstbild der Frauen in bezug auf die Arztkonsultationen keine wesentliche Rolle, andere Faktoren, die direkt mit Krankheit und Gesundheit assoziiert sind, werden hier ausschlaggebend sein.

Die gesamten Auswertungen gezielt für dieses Kapitel deuten auf einen positiven Stichproben-Selektionseffekt hin. Beispielsweise behauptet die Mehrzahl der Frauen, regelmäßig (1mal pro Jahr) einen Frauenarzt aufzusuchen. Das Problem, welches wir aus anderen Studien wissen, dass gerade ältere Frauen immer seltener regelmäßig einen Frauenarzt aufsuchen, deutet sich in den Ergebnissen nur tendenziell an.

Ein in letzter Zeit öffentlich geführter Diskurs im Themenbereich Frauengesundheit ist die Diskussion um das Mammographie-Screening. Sehr lange haben die Entscheidungsträger in der Gesundheitspolitik in Deutschland mit der Einführung des Mammographie-Screenings nach den EU-Richtlinien gewartet. Durch die Einführung eines Mammographie-Screenings – qualitätsgesichert nach den EU-Leitlinien und unter der Voraussetzung, daß mindestens 70 % in der Altersgruppe 50–69 Jahre alle 2 Jahre teilnehmen –, könnte die Mortalitätsrate gesenkt werden. In unserer Studie war ein erstaunlich hoher Anteil (über 70 %) an Frauen über 40, die angegeben hatten, jemals zu einer Mammographie gegangen zu sein. Diese Zahlen passen zu dem hohen Anteil an Frauenarztbesucherinnen.

Zu den Brustkrebs-Früherkennungsuntersuchungen gehört auch das fachgemäße Brustabtasten. Zwei Drittel aller Frauen geben hierfür ausschließlich ihren Gynäkologen an. Selbstuntersuchungen nehmen laut den Ergebnissen der Studie die Frauen nur in einem sehr geringen Umfang vor. Hier wäre Aufklärungsarbeit und Hilfen wie Broschüren mit einfachen Handlungsanweisungen von Nöten, aber vor allem Motivationsarbeit bei den Frauen zu leisten, Selbstuntersuchungen zukünftig richtig und häufiger vorzunehmen.

Frauen, reproduktive Gesundheit und Kontrazeption

4

4.1 Frauen und reproduktive Gesundheit

Von den über 40-jährigen Frauen (N = 4.580) in der Stichprobe berichten 7,5%, dass sie **nie jemals schwanger** gewesen sind. In dieser Gruppe sind sowohl die gewollt als auch ungewollt kinderlosen Frauen vertreten. In der Gruppe der unter 40-Jährigen (N = 5.661), welche eine ganz andere Frauengeneration repräsentiert, gaben 36,4% an, nie jemals schwanger gewesen zu sein. Dieser Anteil ist enorm hoch, weist aber schon auf ein Problem hin, dass die jüngere Generation immer häufiger ohne Kinder lebt.

Die Mehrheit der Frauen über 35 lebt mit Partner und Nachwuchs

In der Bundesrepublik Deutschland bekommen die Frauen eher spät, mit steigender Tendenz gar nicht oder wenn, dann immer weniger Kinder, was zahlreiche Gründe hat. Im Durchschnitt haben die befragten Frauen 1,3 Kinder. 28% aller Frauen gaben zum Befragungszeitpunkt an, (noch) keine Kinder zu haben (Tabelle 4.1).

Im Bundesdurchschnitt sind rund 30% Prozent der Frauen bis zum 35. Lebensjahr kinderlos, rund 70 Prozent haben bis zu diesem Alter ein Kind oder mehrere Kinder.

Tabelle 4.1 Anzahl Lebendgeburten (N = 10.241)

Kein Kind	28,2%
1 Kind	26,8%
2 Kinder	34,2%
3 Kinder	8,5%
4 Kinder	2,7%
5 Kinder	0,5%

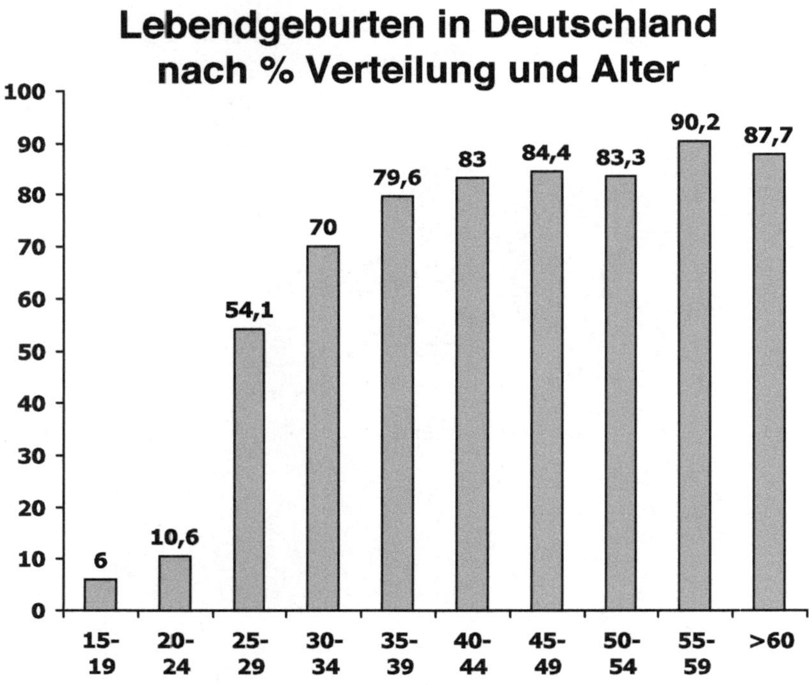

Abb. 4.1 Lebendgeburten in Deutschland nach %-Verteilung und Alter

Betrachten wir die Kinderanzahl in Abhängigkeit vom Alter der Frauen, so haben ca. 30 % der Frauen bis zum 35. Lebensjahr angegeben, keine Kinder zu haben – dieser Anteil umfasst die sowohl gewollt als auch ungewollt Kinderlosen, in bestimmten Untergruppen – wie Frauen mit hohem Bildungsstand – ist die Zahl der kinderlosen Frauen höher. Bis zum 29. Lebensjahr hat ungefähr jede zweite Frau in Deutschland mindestens ein Kind geboren, bis zum 34. Lebensjahr haben 70 % aller befragten Frauen Kinder.

Häufigkeit von Fehlgeburten/Totgeburten. Von den Jemals-Schwangeren (N = 7.852) gaben 16,7 % aller Frauen an, eine oder mehrere Fehlgeburten erlitten zu haben und 1,3 % sogar eine Totgeburt. Die Anzahl der Fehlgeburten einer Frau betrug zwischen 1 und 9 Fehlgeburten. Der Anteil der Jemals-Schwangeren mit einer Eileiter- oder Bauchhöhlenschwangerschaft lag bei 1,5 %.

Jemals gestillt. 84 % der Mütter in der Gesamtstichprobe gaben an, jemals gestillt zu haben, im Durchschnitt stillten sie ihre Kinder etwa 7 Monate lang, in etwa jede Vierte länger als ein Jahr. Frauen aus den neuen Bundesländern (NBL) gaben häufiger und insgesamt auch länger an, jemals gestillt zu haben.

Schwangerschaftsabbruch – Abort. In der Gruppe der jemals schwangeren Frauen (N = 7.852) gaben 21,9 % – jede fünfte Frau – an, dass sie einen Schwangerschaftsabbruch habe vornehmen lassen. In der gesamten Stichprobe der 10.241 Frauen betrug der Anteil 16,6 %, die einen Schwangerschaftsabbruch angegeben hatten. Dieser hohe Gesamtanteil ist wegen der hohen Abbruchrate in den neuen Bundesländern so hoch.

4.1.1 Psychosoziale Einflussfaktoren

Frauen aus den neuen Bundesländern (NBL) waren laut ihren eigenen Angaben insgesamt häufiger schwanger, der Anteil der nie jemals schwangeren Frauen war insgesamt niedriger.

38 Prozent der 35- bis 40-jährigen Frauen mit Hochschulabschluss oder Fachhochschulabschluss sind kinderlos. In ◘ Tabelle 4.2 wird die durchschnittliche Kinderan-

◘ Tabelle 4.2 Durchschnittliche Kinderanzahl in Abhängigkeit vom Alter, Bildungsstand, NBL-ABL (N = 10.241)

Mittelwertvergleiche (T-Test)						
	Frauen < 40 Jahre			Frauen < 40 Jahre		
	Gesamt	NBL	ABL	Gesamt	NBL	ABL
Weniger Abitur	1,19	1,11	**1,29**	1,86	1,87	1,84
Abitur und mehr	0,87	0,96	**0,73**	1,68	1,67	1,71
T-Test p=	.003**	n.s.	.001**	n.s.	n.s.	.006**

zahl in Abhängigkeit vom Alter und dem Bildungsstand, getrennt nach neuen und alten Bundesländern dargestellt. Deutlich wird hier der starke Einfluss des hohen Bildungsstandes auf die durchschnittliche Kinderzahl, insbesondere bei den jüngeren Frauen (< 40-Jährigen) aus den alten Bundesländern.

Auch zeigen sich deutlich Generationsunterschiede (■ Tabelle 4.2). Die jüngere Generation (Frauen < 40) mit höherem Bildungsstand hat häufiger keine Kinder bzw. insgesamt auch weniger Kinder. 28 % gaben an, (noch) keine Kinder zu haben, wobei es hier sowohl den Ost-West-Unterschied (NBL 24,5 % keine Kinder – ABL 30,9 % keine Kinder) als auch einen signifikanten Zusammenhang zwischen einem höheren Bildungsstand und keinen bzw. weniger Kindern gab (22,1 % Frauen, die keine Kinder und weniger als Abitur hatten, gegenüber 35 % Frauen ohne Kinder mit Abitur und mehr). Es gibt nicht nur häufiger Frauen mit höherem Bildungsstand, die keine Kinder haben, als auch die Tatsache, wenn sie sich für ein Kind entschieden haben, hat diese Gruppe durchschnittlich weniger Kinder.

Zusammenhänge zum körperlichen und psychischen Gesamtbefinden bei Frauen mit und ohne Kindern deuten an, dass das psychische Wohlbefinden von Frauen mit Kindern unabhängig von der Kinderzahl, besser eingeschätzt wurde als von Frauen ohne Kindern – doch erwiesen sich die Unterschiede nicht als signifikant. Dafür fiel bei den Müttern die Zufriedenheit in verschiedenen Lebensbereichen wie finanzielle Lage oder Wohnsituation schlechter aus. Frauen mit 4 und mehr Kindern gaben das schlechteste körperliche Wohlbefinden laut Auswertungen des SF-12 an. Sexuelles Wohlbefinden und sexuelle Lust hingegen wurde von Frauen ohne Kindern im Vergleich zu Frauen mit Kindern höher eingeschätzt. Alle diese Unterschiede waren jedoch nicht signifikant.

Seit der Wende ist es zu einem starken Geburtenrückgang in den neuen Bundesländern gekommen und damit einhergehend auch zu einem Anstieg der Schwangerschaftsabbrüche, der sich in den Ergebnissen wiederspiegeln.

Von allen jemals schwangeren Frauen (N = 7.852) gaben 27,8 % der Frauen aus den neuen Bundesländern gegenüber 13,3 % der Frauen aus den alten Bundesländern an, einen Schwangerschaftsabbruch vorgenommen zu haben (Durchschnittswert 21,9 %). Bei den 35- bis 44-Jährigen, die in den Jahren der politischen Wende 1989–1992 ca. 10 Jahre jünger waren, betrug die Abbruchrate in den neuen Bundesländern sogar 32,6 % und bei den 45- bis 54-Jährigen sogar 36,3 %. Das Fazit lautet, dass jede Dritte dieser Frauengeneration aus den neuen Bundesländern (NBL) einen Schwangerschaftsabbruch hat vornehmen lassen. Selbst wenn in dieses Ergebnis noch ein Selektionseffekt mit hineinspielen sollte, ist diese Zahl enorm hoch.

Dass es einen Zusammenhang zwischen bestimmten gesellschaftlichen und sozialen Bedingungen und einer erhöhten Abortrate gibt, lässt sich u.a. auch daran aufzeigen, daß eine erhöhte Abortrate in der Gruppe von Frauen festgestellt werden konnte, die angegeben hatten, in Umschulung zu sein oder eine ABM-Maßnahme auszuüben (N = 228).

4.2 Frauen-Typen und reproduktive Gesundheit

Frauen-Typen und Kinderanzahl. Im Folgenden wird der Zusammenhang zwischen dem Frauenselbstbild und der Kinderanzahl dargestellt. Leider muß bei dieser Analyse auf die vielen fehlenden Fälle hingewiesen werden, die sowohl die Kinderlosen als auch die Frauen umfasst, die in die Clusteranalyse aufgrund fehlender Angaben nicht einbezogen werden konnten. Trotzdem lässt sich ein Trend feststellen, die Zahlen dürfen jedoch deshalb nicht als absolut betrachtet werden.

Es überrascht uns nicht, dass Typ 1 – die eher leistungsorientierte Paula, Powerfrau unter 40, signifikant häufiger als die drei anderen Frauen-Typen nur 1 Kind hat, gegenüber Typ 3 – Lena, der ambivalenten-indifferenten Frau, die sogar häufig bis zu diesem Alter gar kein Kind hat. Erwartungsgemäß ist Typ 4 – die eher traditionell familienorientierte Elsa diejenige, die häufiger mehr Kinder hat (◘ Tabelle 4.3).

Bei der Frauengeneration über 40, die eine ganz andere Kohorte repräsentiert (Generationseffekt), macht sich der Einfluß des Selbstbildes kaum bemerkbar (◘ Tabelle 4.4). Zum einen gibt es insgesamt weniger Frauen, die angegeben hatten, kein Kind zu haben, nur Lena – Typ 3 fällt hier mit einem größeren Anteil auf, kinderlos zu sein. Der Anteil der Frauen mit nur einem Kind ist mit 28,4% gegenüber 41,8% bei den < 40-Jährigen insgesamt deutlich geringer, hingegen der Anteil Frauen mit vielen Kindern (4 + mehr Kinder) signifikant größer ist (18,8% vs. 9,8%). In ◘ Tabelle 4.3 wird noch einmal der Geburtenrückgang bei den Jüngeren deutlich.

◘ **Tabelle 4.3** Frauen-Typen und Kinderanzahl in % (N = 529; 390 fehlende Fälle), Chi-Quadrat p = .316 n.s.

Frauen < 40 Jahre	Paula	Norma	Lena	Elsa	Gesamt
Kein Kind	4,3%	6,2%	**9,7%**	3,8%	5,9%
1 Kind	**48,3%**	41,8%	37,9%	39,1%	41,8%
2–3 Kinder	38,8%	44,6%	42,7%	42,9%	42,5%
4 + mehr Kinder	8,6%	7,3%	9,7%	**14,3%**	9,8%

◘ **Tabelle 4.4** Frauen-Typen und Kinderanzahl in % (N = 623; 174 fehlende Fälle), Chi-Quadrat p = .227 n.s.

Frauen > 40 Jahre	Paula	Norma	Lena	Elsa	Gesamt
Kein Kind	1,8%	2,4%	**7,5%**	2,0%	2,9%
1 Kind	29,7%	26,2%	22,6%	31,8%	28,4%
2–3 Kinder	50,9%	53,0%	50,5%	46,3%	49,9%
4 + mehr Kinder	17,6 %	18,3%	19,4%	19,9%	18,8%

Frauen-Typen und Schwangerschaftsabbrüche. Hinsichtlich der Schwangerschaftsabbrüche ließ sich ein Trend zwischen einer bestimmten Form des Selbstbildes und einer erhöhten Abbruchrate feststellen, auch wenn sich der Zusammenhang nicht als signifikant erwies.

Schwangerschaftsabbrüche haben besonders häufig Frauen des Typ 3 wie Lena »ambivalent-indifferent« und Typ 4 – Elsa »traditionell-defensiv« vornehmen lassen (■ Tabellen 4.5 und 4.6).

4.3 Frauen und Kontrazeption

Von N = 7.707 Frauen zwischen dem 15. und 50. Lebensjahr gaben in etwa 80 % aller Frauen an, eine Verhütungsmethode zu verwenden (■ Tabelle 4.7) An erster Stelle wurde die Pille genannt, in der Altersgruppe der 15- bis 19-Jährigen waren es zwei von drei jungen Frauen (67,8 %), die angaben, die Pille zu verwenden. Die Verwendung eines Kondoms beim Sexualverkehr rangiert an zweiter Stelle, zusammen mit den natürlichen Verhütungsmethoden (Koitus interruptus, Knaus-Ogino-Methode) wird das Kondom häufig parallel eingesetzt. Unter den anderen Methoden werden Verhütungsmethoden wie das Diaphragma, chemische Methoden wie Schaumzäpfchen oder Langzeitkontrazeptiva genannt.

■ **Tabelle 4.7** Angewendete Verhütungsmethode in %

Total 7.707 Frauen 15–49 Jahre	
Pille	37
Kondom	25
Spirale	8
Sterilisation	12
Natürliche Methoden	5
Andere Methoden	4
Spritze	1
Keine	19
Gesamt	111

■ **Tabelle 4.5** Frauen-Typen und Schwangerschaftsabbruch in % (N = 919), Chi-Quadrat p = .191 n.s.

Frauen < 40 Jahre		Paula	Norma	Lena	Elsa	Gesamt
Schwangerschaftsabbruch	**Ja**	19,2 %	22,3 %	**26,0 %**	**25,8 %**	23,2 %
Schwangerschaftsabbruch	**Nein**	80,8 %	77,7 %	74,0 %	74,2 %	76,8 %

■ **Tabelle 4.6** Frauen-Typen und Schwangerschaftsabbruch in % (N = 797), Chi-Quadrat p = .193 n.s.

Frauen > 40 Jahre		Paula	Norma	Lena	Elsa	Gesamt
Schwangerschaftsabbruch	**Ja**	22,6 %	25,6 %	**29,0 %**	**32,3 %**	27,5 %
Schwangerschaftsabbruch	**Nein**	77,4 %	74,4 %	71,0 %	67,7 %	72,5 %

Verhütungsmethode nach Alter

Der größte Anteil der OC-Anwenderinnen sind die jungen Frauen, die unter 25-Jährigen.

Nur ein geringer Anteil an Frauen (< 10 %) gibt an, nie im Laufe ihres Lebens ein orales Kontrazeptivum (OC) verwendet zu haben (◘ Tabelle 4.8).

Ebenso wie bei der Pille sinkt auch die Kondomnutzung mit dem Alter. In etwa jede Zweite in der Gruppe der 15- bis 19-Jährigen (46 %) gibt an, kontinuierlich oder zeitweise beim Sexualverkehr ein Kondom zu verwenden. Bei den > 30-Jährigen ist es bereits jede Vierte; hier ist der Anteil Frauen, die in einer festen Partnerschaft leben, sehr viel höher.

Die Bereitschaft von Frauen zur Sterilisation steigt mit dem Alter. Bei den > 40-Jährigen ist es fast jede fünfte Frau, die sterilisiert ist.

Häufigkeit der OC-Nutzung nach Alter

◘ Tabelle 4.8

Dauer der Anwendung

Im Mittel liegt die Dauer der OC-Anwendung bei den Derzeit-Anwenderinnen bei 10,45 Jahren, der Median betrug 9 Jahre. Es gab aber auch 3 % der Derzeit-Anwenderinnen, die über 25 Jahre die Pille genommen haben (◘ Abb. 4.2). Diejenigen, die angegeben hatten, Kondome zu verwenden, gaben im Durchschnitt eine Dauer von 6 Jahren an, sich dieser Methode zu bedienen, für die Spirale lag die durchschnittliche Anwendungszeit bei 8 Jahren.

Psychosoziale Faktoren im Zusammenhang mit der angewendeten Verhütungsmethode

Wird im Hinblick auf psychosoziale Unterschiede ein Vergleich zwischen Derzeit-Anwenderinnen und Früher- bzw. Nie-Anwenderinnen durchgeführt, so lässt sich feststellen, dass in etwa 5 % mehr Frauen in den neuen Bundesländern die Pille verwenden, die Pille als auch Kondome häufiger von Frauen mit höherem Schulabschluss (Abitur, Hochschulabschluss) verwendet wird, insgesamt häufiger voll erwerbstätige und ledige Frauen die Pille nehmen, hingegen Spirale und Sterilisation – sicher aus Kostengründen – stärker von Frauen mit Hauptschulabschluss bevorzugt werden.

4.3.1 Frauen-Typen und OC-Anwendung

Die junge Paula (< 40-Jährige) ist OCs sehr aufgeschlossen gegenüber, sie verwendet häufiger OCs (40,1 % vs. 32,7 % Gesamt-An-

◘ Tabelle 4.8 OC-Anwendung nach Alter in %

	15–19	20–24	25–29	30–34	35–39	40–44	45–49
Derzeit- Anwenderin	**67,8**	**65,7**	**48,2**	**37,0**	**29,9**	**22,8**	**21,9**
Früher-Anwenderin	10,6	27,1	46,4	57,8	64,1	68,5	69,5
Nie-Anwenderin	21,6	7,2	5,4	5,9	5,9	8,8	8,7

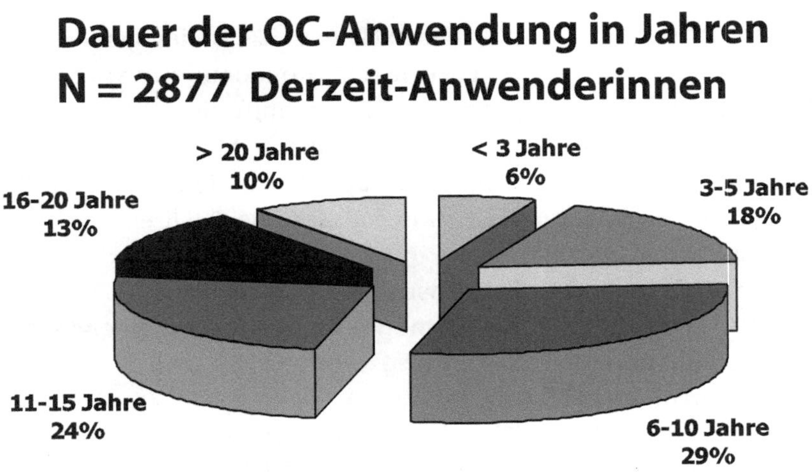

Abb. 4.2 Dauer der OC-Anwendung in Jahren (N = 2877)

teil). Frauen vom Typ 1, der Powerfrau – leistungsorientiert und offensiv – gehören häufiger zu den OC-Anwenderinnen (Tabelle 4.9). Dieser Frauen-Typ legt vermutlich besonders großen Wert auf die Möglichkeit einer selbstbestimmten Familienplanung und auf die Erfüllung des geplanten Kinderwunsches. Die Zuverlässigkeit des Kontrazeptivums, der Faktor »Sicherheit« bei der Schwangerschaftsverhütung und die Vorbeugung der unerwünschten Schwangerschaft spielt hierbei eine zentrale Rolle. Dieses Bedürfnis nach Zuverlässigkeit und Kontrolle über den eigenen Körper drückt sich auch in dem geringsten Anteil an Schwangerschaftsabbrüchen im Vergleich zu den drei anderen Frauen-Typen aus.

Ebenso gab es Hinweise aus den Ergebnissen der offenen Fragen zu den persönlichen Erfahrungen mit der Pille, dass 10–20 % der Pillenanwenderinnen ihre Regelblutungen zeitweise oder auch dauerhaft verschieben bzw. unterdrücken, z.T. wegen Urlaub, Geschäftsreise, Sport, Examen, oder aus Gründen der Hygiene. In diesem Kontext ist zu vermuten, dass dazu stärker Frauen vom Typ 1 »Powerfrau« bereit sein könnten.

Hingegen scheint Lena Typ 3, die Ambivalent-Indifferente, den OCs gegenüber weniger aufgeschlossen zu sein. In dieser Gruppe waren häufiger die alleinlebenden Frauen vertreten, die über mehr Probleme im Sexualleben berichtet haben.

Tabelle 4.9 Frauen-Typen und OC-Anwendung in % (N = 919), signifikant CHI-Quadrat p = .009**

	Paula	Norma	Lena	Elsa	Gesamt
Derzeit-Anwenderinnen	**40,1**	34	**21,8**	31,4	32,7
Nie- und Früher-Anwenderinnen	59,5	66	77,6	68,6	67,1
KA	0,4	0	0,6	0	0,2

Weiterhin konnten auf drei von vier Skalen Unterschiede im Zusammenhang mit der Erfassung des Selbstbildes (BSRI) gefunden werden: Derzeit-OC-Anwenderinnen zeigten im Vergleich zu den Nicht-Anwenderinnen altersabhängig eine höhere Leistungsorientierung und eine höhere Expressivität, d.h. sie schreiben sich ausgeprägtere feminine Eigenschaften zu, darüber hinaus ließ sich eine geringere Fähigkeit zur Selbstbehauptung feststellen.

4.3.2 OC-Anwendung und gesundheitsbezogene Lebensqualität

Die Studie ergab, dass sich OC-Anwenderinnen ein besseres sexuelles Wohlbefinden zuschreiben – hierfür gibt es vielfältige Erklärungsansätze (▣ Abb. 4.3).

Unbestritten liegt der eigentliche Nutzen der oralen Kontrazeptiva (OCs) in Familienplanung und Schwangerschaftsverhütung, in der Erfüllung von geplantem Kinderwunsch, Vorbeugung von Abtreibung und schwangerschaftsbedingten Problemen. Einige nicht-kontrazeptive Aspekte sind bisher nicht hinreichend untersucht. Wenig bearbeitet ist zum Beispiel das Gebiet von psychischem und psychosozialem Nutzen, der sich einerseits aus einer effektiven Familienplanung ergeben kann, aber auch andere positive Effektive auf das Sexualleben umfassen kann.

Nun dürfen die ermittelten signifikanten Zusammenhänge zur OC-Nutzung nicht automatisch mit Nutzen-Effekten und einem monokausalen Wirkungszusammenhang in bezug auf die Interpretation dieses Ergebnisses gleichgesetzt werden. Die gefundenen Unterschiede müssen nicht auf die Wirkung der Pille zurückgeführt werden, sondern können stärker mit der Anwendung der Pille als ein zuverlässiges Kontrazeptivum erklärt werden. Eben-

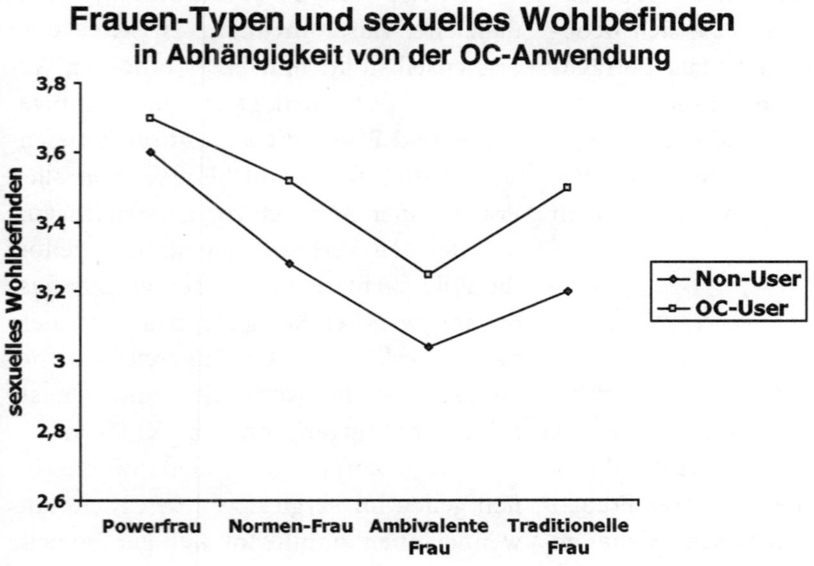

▣ **Abb. 4.3** Frauen-Typen und sexuelles Wohlbefinden in Abhängigkeit von der OC-Anwendung

so ist möglich, dass die sexuell interessiertere und aktivere Frau häufiger die Pille nachfragt.

Weder das körperliche noch psychische Wohlbefinden (gemessen mit dem SF-12) wird von den Pillenanwenderinnen im Vergleich zu den Nicht-Anwenderinnen signifikant besser eingeschätzt. Doch geben die < 40-jährigen Pillenanwenderinnen im Gruppenvergleich signifikant weniger sexuelle Defizite, eine höhere sexuelle Lust und ein besseres sexuelles Wohlbefinden an (◘ Abb. 4.3). Dies zeigt sich bei allen Frauen-Typen mit Ausnahme bei Typ 1 – der Powerfrau, die an sich bereits über ausreichend Ressourcen hinsichtlich ihrer gesundheitsbezogenen Lebensqualität verfügt. Einen besonderen Gewinn »benefit« berichten die Frauen, die möglicherweise über geringere personale Ressourcen verfügen (geringere emotionale Stabilität, geringeres Selbstbewusstsein, geringere Selbstbehauptung). Die Pille verleiht diesen Frauen vielleicht mehr Sicherheit in ihrer Lebensführung und das geht einher mit einem besseren sexuellen Wohlbefinden. Dasselbe Phänomen lässt sich beobachten, wenn wir die sexuelle Lust betrachten. Die ist bei den Pillenanwenderinnen größer, wie umgekehrt die sexuellen Defizite geringer sind. Nur bei Typ 1 – den Powerfrauen – erweist sich dieser Vergleich als nicht signifikant.

4.4 Brennpunkte

Obwohl die Mehrheit der Frauen über 35 mit Partner und Nachwuchs lebt, gibt es eine steigende Anzahl kinderloser Frauen und Frauen mit nur einem Kind siehe am Beispiel der jüngeren Paula, insbesondere bei Frauen mit hohem Bildungsabschluss. Dieses Ergebnis verdeutlicht nur zu gut, wie wichtig es ist, familien-freundlichere Arbeitsmodelle und konkrete Arbeitsbegingungen zu schaffen, bei denen Familie und Beruf besser miteinander zu vereinbaren sind. Gerade auch für gut ausgebildete Frauen sollte immer mehr die Möglichkeit bestehen, Kinder nicht als Karrierefalle zu erleben, sondern auch mit Kindern Karriere machen zu können und in Führungspositionen zu gelangen.

Ein weiteres Ergebnis, welches direkt mit der Wende und dem soziokulturellen Wandel in den neuen Bundesländern assoziiert ist, ist der **hohe Anteil** an Schwangerschaftsabbrüchen bei den 35- bis 55-jährigen Frauen aus den neuen Bundesländern. Eine bedeutsame medizinpsychologische Frage wäre zu untersuchen, wie dieses Ereignis individuell innerhalb der weiblichen Biographie langfristig verarbeitet wird und inwieweit Gesundheit und Lebensqualität der Frauen davon betroffen sind.

Es ließ sich darüber hinaus ein tendenzieller Zusammenhang zwischen dem Frauenselbstbild und einer erhöhten Abbruchrate feststellen. Lena – die »Ambivalente« und Elsa – die »Traditionell-Defensive« hatten insgesamt häufiger von allen Frauen einen Abbruch vornehmen lassen.

Bei den Verhütungsmethoden gehört die Pille nach wie vor zu den am häufigsten angewandten Kontrazeptiva, besonders häufig wird sie von der jüngeren Paula bevorzugt – leistungsorientiert und offensiv mit einer geringen Anzahl an Kindern.

Die < 40-jährigen Pillenanwenderinnen geben im Vergleich zu den Nicht-Anwenderinnen signifikant weniger sexuelle

Defizite, eine höhere sexuelle Lust und ein besseres sexuelles Wohlbefinden an. Was die Interpretation betrifft, müssen diese gefundenen Unterschiede jedoch nicht auf die Wirkung der Pille zurückgeführt werden, sondern können stärker mit der Anwendung der Pille als ein zuverlässiges Kontrazeptivum erklärt werden. Möglich ist ebenso, dass die sexuell interessiertere und aktivere Frau häufiger die Pille nachfragt.

Zahlreiche Antworten auf die offene Frage zu den persönlichen Erfahrungen mit der Pille geben uns Hinweise darauf, dass ca. 10–20 % der Pillenanwenderinnen ihre Regelblutungen zeitweise oder auch dauerhaft verschieben bzw. unterdrücken, z.T. wegen Urlaub, Geschäftsreise, Sport, Examen, oder aus Gründen der Hygiene. Diese Motive gilt es genauer zu untersuchen, ebenso die Tatsache, inwieweit dies einem steigenden Trend entspricht, gänzlich auf die Regelblutung verzichten zu können und bereit zu sein, mithilfe der Pille die Blutungen zukünftig häufiger zu unterdrücken oder gar einzudämmen.

Eine eindrucksvolle Zahl bei der Analyse der verwendeten Verhütungsmethoden ist der hohe Anteil an sterilisierten Frauen (21 % bis zum 49. Lebensjahr); es gibt wenig wissenschaftliche Studien darüber, wie sich die Sterilisation langfristig auf das körperliche, psychische und sexuelle Wohlbefinden und die allgemeine Lebensqualität einer Frau auswirkt. Derartige Fragestellungen lassen sich nur in einer Längsschnittstudie untersuchen.

Frauen, Medikamente und Hormone

5.1 Medikamente und Hormone

Selbstmedikation. Die Bereitschaft zur Selbstmedikation ist ein entscheidender Indikator für das Gesundheits- bzw. für das Präventionsverhalten.

Fast ein Drittel der Gesamtstichprobe gab dabei an, regelmäßig Medikamente zur Linderung oder Vorbeugung von Beschwerden bzw. zur Gesundheitsförderung zu kaufen. Vitamine und Mineralstoffe wurden am häufigsten genannt. Die Bereitschaft zur Selbstmedikation nimmt dabei mit dem Alter zu und ist gleichzeitig abhängig vom Bildungsstand der Frauen.

Einnahme von Medikamenten. Wird die Frage nach der **regelmäßigen Einnahme** von Medikamenten und der Indikation unter dem Aspekt der Jemals-Nutzung ausgewertet, führte das zu folgenden Ergebnissen (Frage: Welche der folgenden Medikamente nehmen bzw. nahmen Sie regelmäßig ein?):

Im Vordergrund stehen Medikamente gegen Bluthochdruck und Herz- bzw. Koronarerkrankungen, des weiteren Schmerzmittel und andere Hormonpräparate wie Schilddrüsenpräparate. Laut eigenen Angaben nimmt eine von ca. 5 Frauen über einen bestimmten Zeitraum ihres Lebens (regelmäßig) Beruhigungs- oder Schlafmittel sowie stimmungsbeeinflussende Mittel, Psychopharmaka (◘ Tabelle 5.1).

Bei Art und Häufigkeit der Medikamenteneinnahme gibt es natürlich große Altersvarianzen. Der Anteil Frauen mit Bluthochdruck und Herz- bzw. Koronarerkrankungen, die medikamentös behandelt werden, hat sich bei den > 50-Jährigen gegenüber den Jüngeren bereits verdoppelt.

◘ Tabelle 5.1 Jemals-Nutzerinnen von Medikamenten in %

Medikamente	Gesamt (%)	> 50-Jährige (N = 2.534)
Blutdrucksenkende AM	15,1	33,3
Andere Herz-Kreislaufmittel	14,1	22,4
Insulin oder blutzuckersenkende AM	3,8	6,1
Andere Hormonpräparate	21,5	25,3
Schlankheitsmittel, Appetitzügler	10,3	9,8
Abführmittel	9,7	10,4
Beruhigungs- oder Schlafmittel	15,1	21,4
Stimmungsbeeinflussende Mittel/ Psychopharmaka	10,2	17,3
Schmerzmittel	33,7	36,5
Vitamine/ Mineralstoffe	33,6	41,4
Total 10.241 Frauen		

Leider lassen sich in der Auswertung die verschiedenen Erkrankungsgründe und Indikationen für die regelmäßige Einnahme von Schmerzmitteln nicht differenziert betrachten. Sie können vielfältiger Genese sein: Migräne, Rheuma, Gelenk- und Muskelbeschwerden, Krebserkrankungen etc. Viele andere Arten von Medikamenten wie gegen Rheuma, Gelenk- und Muskelbeschwerden, Osteoporose, die besonders von Frauen mit zunehmendem Alter häufig benötigt werden, wurden in der Studie nicht separat erfasst.

Hormonpräparate. In den letzten fünf Jahrzehnten ist die Lebenserwartung in hochindustrialisierten Ländern deutlich angestiegen. Daraus resultiert der Wunsch, diesen langen Lebensabschnitt bei relativem Wohlbefinden und guter Gesundheit verleben zu wollen. Die menopausale Umstellung ist aber häufig mit den bekannten und die Frau störenden klimakterischen Symptomen sowie auch mit möglichen hormonell bedingten gesundheitlichen Risiken (Herz-Kreislauf-Krankheiten, Osteoporose etc.) verbunden. Hier einen Ausgleich zu schaffen hat sich die Hormonersatztherapie (HRT) in den letzten Jahren etabliert. Die Indikation zur HRT ergab sich damit sowohl aus therapeutischer als auch präventiver Sicht. Ihre Präventions- und Indikationsmöglichkeiten aber auch ihre häufig diskutierten möglichen Nebenwirkungen, besonders bei Langzeiteinnahme – wie das eines erhöhten Brustkrebsrisikos – machen sie aufgrund neuerer Studienergebnisse sowohl bei Fachleuten als auch bei den Frauen zu einem umstrittenen Therapiekonzept (Million Women Study Collaborators 2003; Chlebowski et al. 2003).

Fast jede zweite Frau laut dieser Auswertung hat während der menopausalen Umstellung HRT genutzt

Anzahl der Hormonanwenderinnen. Von 10.241 Frauen zwischen ca. 18 und 65 Jahren haben im Alter über 40 Jahre 19,6 % (N = 2.003) angegeben, jemals ein Hormonpräparat eingenommen zu haben. Betrachtet man nur den Altersbereich über 40 Jahre (N = 1.885), so erhöht sich der Anteil der jemals HRT nutzenden Frauen auf 41,1 %.

Von den 1.885 Frauen über 40 Jahre zum Zeitpunkt der Befragung, die jemals HRT genutzt haben, hatten rund 28 % (N = 536) diese Therapie beendet, und etwa 70 % nutzten weiterhin Hormonpräparate.

Am höchsten war der Anteil der Hormonanwenderinnen mit 49 % in der Altersgruppe der 55- bis 59-jährigen Frauen. Danach nimmt dieser hohe Anteil stetig ab (◘ Tabelle 5.2).

Einnahmedauer von Hormonpräparaten. Die durchschnittliche Einnahmedauer von Hormonpräparaten betrug dabei 6,26 Jahre (Median 4). 25 % der Derzeit-Anwenderinnen gaben an, 10 Jahre und länger substituiert zu haben (◘ Abb. 5.1). Von denen im Basisfragebogen aufgelisteten Gründen für die Einnahme eines Hormonpräparates gaben die meisten Frauen Wechseljahrsbeschwerden (70 %), 44 % den Wunsch nach der Verhütung einer Osteoporose, nur 20 % gaben an, dass sie es direkt zur Osteoporo-

◘ Tabelle 5.2 Häufigkeit der HRT-Anwendung in Abhängigkeit vom Alter (N = 4.580)

Frauen > 40 Jahre					
Alter	40–44	45–49	50-54	55-59	> 60
Nie- Anwenderin	86 %	70 %	40 %	34 %	44 %
Früher- Anwenderin	5 %	8 %	16 %	17 %	18 %
Derzeit-Anwenderin	9 %	22 %	44 %	49 %	38 %

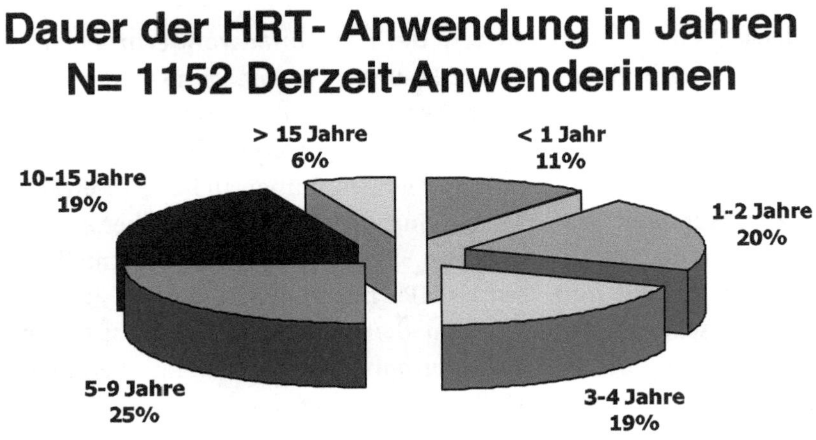

Abb. 5.1 Dauer der HRT-Anwendung in Jahren (N = 1152)

se-Behandlung verordnet bekommen hätten, 16 % der Derzeit-Anwenderinnen waren der Meinung, damit Herz-Kreislauf-Erkrankungen vorbeugen zu können, 10 % taten es wegen ihrer Beschwerden im Urogenitalbereich (Harnweg/Scheide).

5.2 Frauen-Typen, HRT-Anwendung und gesundheitsbezogene Lebensqualität

Die HRT-Anwenderinnen haben scheinbar eine an sich höhere Bereitschaft, Medikamente einzunehmen. Es zeigte sich, dass die Früher-Anwenderinnen insgesamt auch häufiger als die Nie-Anwenderinnen angegeben hatten, Schmerz-, Beruhigungs- und Schlafmittel zu verwenden.

Es wurden in dieser Studie keine signifikanten Unterschiede zwischen HRT-Früher-Anwenderinnen und Nie-Anwenderinnen im Hinblick auf psychosoziale Charakteristika gefunden. Beobachtet werden konnte, dass sich in der Gruppe der nicht-erwerbstätigen Frauen mehr HRT-Derzeit-Anwenderinnen befanden. Zahlreiche Hinweise aus der Literatur (Moser & Paul 2001) weisen auf einen Zusammenhang zwischen Nicht-Erwerbstätigkeit und einen schlechteren Gesundheitszustand hin. In erster Linie bezieht sich der Befund auf die Gruppe der Arbeitslosen – Personen, die ihre Arbeit verloren haben.

Interessant war, ob es einen Zusammenhang zwischen dem Frauenselbstbild und der HRT-Anwendung gibt. Paula »Typ Powerfrau« verwendet zwar häufiger OCs, verhält sich aber laut unseren Ergebnissen kritischer gegenüber den HRT-Präparaten, wie Tabelle 5.3 zeigt.

Der Typ 1, die Powerfrau, ist eher die »gut informierte Patientin«, die selbstbestimmter und fordernder im Leben und so auch beim Arzt/Ärztin auftritt. Sie möchte gründlich über eine Therapiemethode aufgeklärt und von ihrer Wirkung überzeugt werden, und erwartet von sich selbst und vom Arzt schnelles, kompetentes Handeln.

Wichtig war, den Zusammenhang zwischen HRT-Anwendung und der gesund-

Tabelle 5.3 Frauen-Typen und Häufigkeit der HRT-Anwendung N = 706 (91 fehlende Fälle), CHI-Quadrat p = .117 n.s.

Frauen > 40 Jahre					
	Paula	Norma	Lena	Elsa	Gesamt
Nie + Früher-Anwenderin	**75,4%**	66,1%	64,1%	67,0%	65,0%
Derzeit-Anwenderin	**24,2%**	33,7%	35,3%	33,0%	34,6%
KA	0,4%	0,2%	0,6%	0,4%	0,4%

heitsbezogenen Lebensqualität genauer zu betrachten.

In Abb. 5.2 wird deutlich, dass die HRT-Anwenderinnen > 45 Jahre ein signifikant schlechteres körperliches Wohlbefinden (SF-12) aufweisen als die Nicht-Anwenderinnen. Der Einfluss des Frauenselbstbildes macht sich statistisch betrachtet kaum bemerkbar und spielt eher eine untergeordnete Rolle.

Außerdem zeigt sich, dass HRT-Anwenderinnen im Vergleich zu den Nicht-Anwenderinnen im Alter zwischen 45–54 Jahren ein signifikant schlechteres sexuelles Wohlbefinden angaben (Abb. 5.3). Da diese Gruppe vermutlich über ein eingeschränkteres Wohlbefinden bereits vor Beginn der Therapie verfügt, ist eines der Hauptmotive für die Entscheidung zu einer HRT, dass sich ihr Befinden unter der Therapie verbessert. In bezug auf das psychische Befinden der Frauen ließen sich hier keine Unterschiede finden.

Erstaunlicherweise geben jedoch HRT-Anwenderinnen über 55 Jahre ein besseres sexuelles Wohlbefinden und eine höhere se-

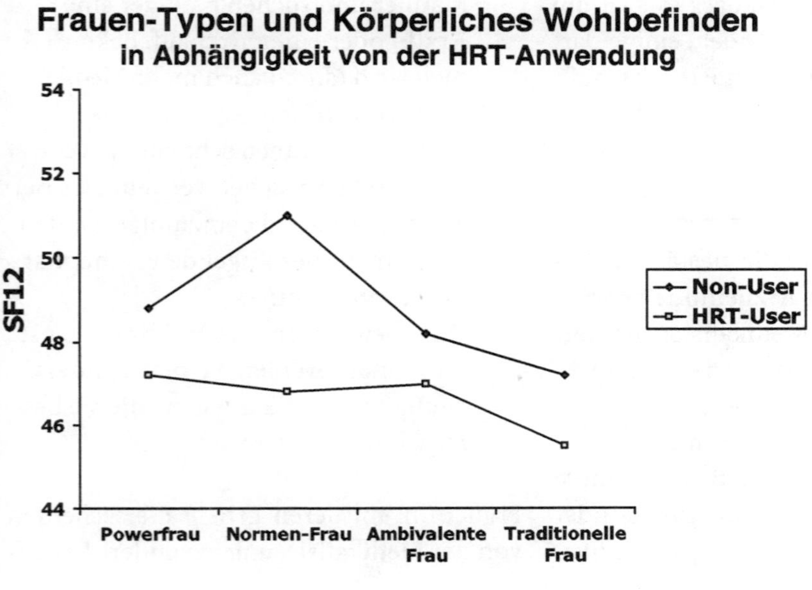

Abb. 5.2 Frauen-Typen und körperliches Wohlbefinden in Abhängigkeit von der HRT-Anwendung

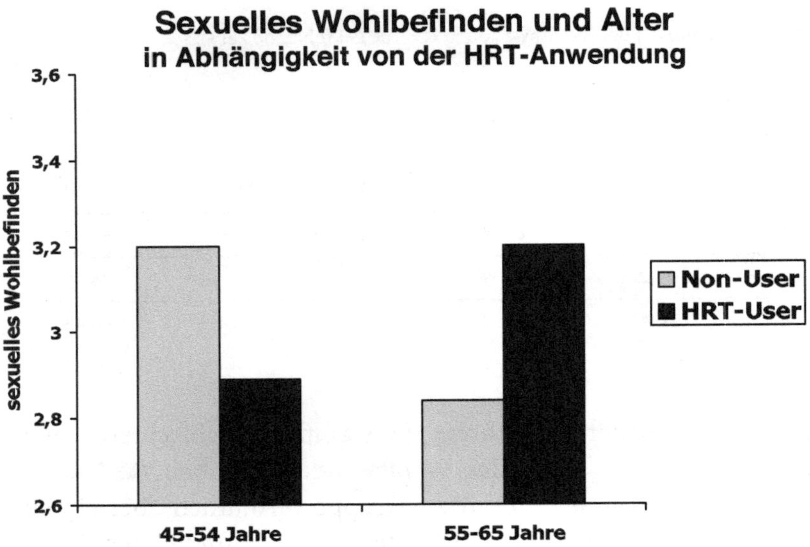

Abb. 5.3 Sexuelles Wohlbefinden und Alter in Abhängigkeit von der HRT-Anwendung

xuelle Lust an als die Nicht-Anwenderinnen (Abb. 5.3). Eine Erklärung für dieses Ergebnis könnte sein, dass die Motive für die HRT-Einnahme andere sind und es sich um andere Frauen handelt, die über Jahre auch im höheren Alter – wenn die menopausale Symptomatik weitgehend abgeklungen ist, bereit sind, ein HRT-Präparat zu verwenden. Die Vermutung liegt nahe, dass es sich um sexuell aktivere Frauen handelt, einige darunter leben in einer jüngeren Partnerschaft.

5.3 Brennpunkte

Die Ergebnisse der Studie bestätigen das Problem eines hohen Arzneimittelgebrauches und auch einer Medikalisierung körperlicher Umbruchphasen wie der Wechseljahre bei Frauen im mittleren Alter.

Laut eigenen Angaben nimmt eine von ca. 5 Frauen über einen bestimmten Zeitraum ihres Lebens Beruhigungs- oder Schlafmittel sowie stimmungsbeeinflussende Mittel, Psychopharmaka. Es ist allgemein bekannt, dass Frauen beispielsweise psychisch wirkende Arzneimittel häufiger als Männer verschrieben bekommen (Glaeske & Jahnsen 2001). Es stellt sich die Frage, ob schon bei der Diagnose nach unterschiedlichen Kriterien vorgegangen wird:

- Frauen werden insgesamt älter als Männer und suchen häufiger eine Ärztin oder einen Arzt auf. Bekommen sie dadurch auch mehr Medikamente verordnet?
- Werden bei Frauen schneller psychosomatische Ursachen vermutet als bei einem Mann und demzufolge werden ihnen mehr beruhigende Psychopharmaka verordnet?
- Oder bewältigen Frauen Stress, Angst und Alltagsprobleme einfach anders, häufig mit Medikamenten, die sie bereitwillig »schlucken«?

Frauen im mittleren Lebensalter scheinen von der Medikalisierung besonders betroffen: bei einer ganz bestimmten Definition der Wechseljahre als Hormonmangelkrankheit und der daraus resultierenden Verschreibung von Hormonpräparaten zur Behandlung von Beschwerden und zur Prävention bestimmter Erkrankungen als auch bei der Verordnung von Psychopharmaka und Schlafmitteln, die häufig vor dem Hintergrund der vermeintlich inadäquaten Bewältigung von Lebenskrisen eingesetzt werden. Zuweilen sind wir jedoch nicht nur Opfer der Medikalisierung, sondern fordern diese aktiv ein, weil wir uns eine Verbesserung unserer gesundheitsbezogenen Lebensqualität wünschen und eine rasche Problemlösung (Kolip & Glaeske 2002).

Fast jede zweite Frau laut dieser Auswertung hat über längere Zeit Hormone verwandt. Es konnte gezeigt werden, dass es neben vielen anderen Motiven u.a. auch von ihrem Selbstbild abhängt, inwieweit eine Frau sich kritischer zu diesem Angebot verhält oder nicht. Bei vielen ist ein Bedürfnis nach Verantwortungsabgabe an die Ärzteschaft vorhanden. Wichtig bei der Entscheidung zur HRT ist die exakte Aufklärung über bestehende Risiken durch den Frauenarzt und eine Abwägung des Für und Wider auf der Basis neuester Erkenntnisse. Dazu müssen Frauen stärker befähigt werden, auf der Basis »informierter Entscheidungen« eine aktive Haltung bei der Behandlung und Bewältigung ihrer Beschwerden einzunehmen.

Die längere Lebensdauer erhöht den Anspruch nach mehr Lebensqualität im Alter, wozu auch der Wunsch nach einem uneingeschränkten Sexualleben gehört. Viele Frauen wünschen sich auch mit zunehmendem Alter, für den Partner anhaltend sexuell anziehend zu bleiben. Dieses Bedürfnis einiger Frauen deutet sich in den Studienergebnissen an, wonach die > 55-jährigen HRT-Anwenderinnen mehr sexuelle Lust und ein besseres sexuelles Wohlbefinden angaben als die Frauen, die kein Hormonpräparat verwenden.

Wir alle wollen möglichst alt werden, aber nicht alt sein. Alt sein wird in unserer Gesellschaft verbunden mit Defiziten, Abbau, Degeneration, Verlust an Attraktivität und Erotik, Krankheiten, Hilfsbedürftigkeit, sprich: einer Verschlechterung der Lebensqualität. Dieses Phänomen verführt geradewegs dazu, mit zunehmendem Alter offener für diverse medikamentöse Angebote zu sein, die Versprechungen machen, die Lebensqualität im Alter zu erhalten oder gar zu verbessern.

Frauenleiden, Krankheiten und gynäkologische Probleme

6.1 Regel- und Regelstörungen

Menarche. Das durchschnittliche **Menarchealter** bei den Frauen lag bei 12,7 Jahren.

Probleme mit der Regelblutung. Die Frauen, die noch ihre monatlichen Regelblutungen hatten (N = 7337), wurden danach gefragt, inwieweit sie jemals Probleme mit ihrer monatlichen Regelblutung gehabt haben, und wenn Ja, welche, wie oft und wann ?

Es gab folgende Antwortmöglichkeiten: 0–2 nie, selten, selten+über Jahre und 3–5 häufig, über Jahre, häufig+über Jahre

Über die Hälfte aller Frauen gab an, dass sie häufig bis über Jahre hinweg unter sehr starken Regelblutungen zu leiden hatten (Tabelle 6.1).

Tabelle 6.1 Jemals sehr starke Regelblutungen (N = 7.337)

Antwortkategorien	Nie bis selten	Häufig bis über Jahre
Sehr starke Regelblutungen	47,3 %	**52,7 %**
KA	1,4 %	1,2 %

Tabelle 6.2 Jemals sehr geringe (schwache) Regelblutungen (N = 4.762)

Antwortkategorien	Nie bis selten	Häufig bis über Jahre
Sehr geringe Regelblutungen	75,3 %	**24,7 %**
KA	1,2 %	1,0 %

Eine Minderheit, d.h. jede Vierte, gibt »als Problem« sehr geringe (schwache) Regelblutungen an (Tabelle 6.2).

Etwa ein Drittel der befragten Frauen gibt als Problem stark unregelmäßige Regelblutungen an. Interessanterweise berichteten Frauen aus den neuen Bundesländern dieses Phänomen signifikant häufiger (Tabelle 6.3). Möglicherweise ist der Grund hierfür der höhere Anteil an Pillenanwenderinnen.

Die Mehrheit der befragten Frauen gibt an, dass sie häufig bis über Jahre unter schmerzhaften Regelblutungen zu leiden hatten (Tabelle 6.4). Daraus lässt sich schlussfolgern, dass bei jeder zweiten Frau einmal im Monat über einen längeren Zeitraum ihres Lebens die Lebensqualität bedingt durch die Menstruation beeinträchtigt ist.

Tabelle 6.3 Jemals stark unregelmäßige Regelblutungen (N = 5.336)

Antwortkategorien	Nie bis selten	Häufig bis über Jahre
Stark unregelmäßige Regelblutungen	67,5 %	**32,5 %**
KA	1,2 %	1,2 %

Tabelle 6.4 Jemals schmerzhafte Regelblutungen (N = 6.777)

Antwortkategorien	Nie bis selten	Häufig bis über Jahre
Schmerzhafte Regelblutungen	43,7 %	**56,3 %**
KA	1,3 %	1,3 %

■ **Tabelle 6.5** Jemals Zwischenblutungen (N = 5.705)

Antwortkategorien	Nie bis selten	Häufig bis über Jahre
Zwischenblutungen	80,4 %	**19,6 %**
KA	1,3 %	1,3 %

Zwischenblutungen können unterschiedlicher Genese sein, häufig erfolgen sie auch unter Pilleneinnahme. Jeder Fünften ist diese Form der Blutungsstörungen bekannt (■ Tabelle 6.5). Auch hier berichteten wieder Frauen aus den neuen Bundesländern häufiger über Zwischenblutungen, besonders in der Altersgruppe zwischen 35 und 44 Jahren. Der Grund könnte derselbe wie bei den unregelmäßigen Blutungen sein, da Frauen aus den neuen Bundesländern häufiger die Pille verwenden.

Als Dysmenorrhoe wurde die Zusammenfassung aller Blutungsstörungen definiert (0 = alle Störungen: Nie .. selten (0–2) und 1= eine der Störungen: häufiger bis über Jahre (3–5)). Nach dieser Auffassung verfügt kaum eine Frau über ein natürliches Menstruationsgeschehen, welches nicht in irgendeiner Weise ihre Lebensqualität beeinträchtigt (■ Tabelle 6.6).

■ **Tabelle 6.6** Jemals Dysmenorrhoe (N = 7.993)

Antwortkategorien	Nie bis selten	Häufig bis über Jahre
Dysmenorrhoe	13,2 %	**86,8 %**
KA	1,5 %	1,3 %

Auch in der Literatur finden wir Hinweise, dass die Mehrzahl der Frauen ihre Menstruation als lästig empfindet und sie sich in vielerlei Hinsicht in ihrer Lebensqualität eingeschränkt fühlt (Schultz-Zehden 2001).

Menopauseprobleme wurden leider in dieser Studie nicht gesondert erhoben; in eigenen Studien dazu konnte festgestellt werden, dass etwa zwei Drittel aller Frauen unter klimakterischen Beschwerden leiden: Bei 1/3 wird die Lebensqualität erheblich beeinträchtigt, ein weiteres Drittel gibt eher leichte Beschwerden an und kommt weitgehend damit klar und 1/3 verspürt scheinbar gar keine oder nur sehr geringfügige Beschwerden. Zum klimakterischen Beschwerdekomplex gehören die vegetativen Beschwerden wie Hitzewallungen und Schweißausbrüche, psychische Beschwerden wie depressive Verstimmungen, Reizbarkeit, Müdigkeit, Schlafstörungen, Leistungsminderung sowie urogenitale Beschwerden wie Trockenheit der Scheide und Harnwegsbeschwerden (Schultz-Zehden 2003).

6.2 Beckenentzündungen – Gynäkologische Operationen

Beckenentzündungen. Auf die Frage: Haben bzw. Hatten Sie jemals eine Eileiter-/Eierstockentzündung? antworteten 17 % aller Frauen mit JA (■ Tabelle 6.7).

■ **Tabelle 6.7** Jemals Eileiter-/Eierstockentzündung in % (N = 10.241)

	Frauen in %
Eileiter-/Eierstockentzündung **Nein**	81,4 %
Eileiter-/Eierstockentzündung **Ja**	**17,0 %**
KA	1,5 %

Tabelle 6.8 Häufigkeit Eierstockzysten in % (N = 10.241)

		Frauen in %
Eierstockzysten	Nein	76,5 %
Eierstockzysten	Ja	**17,0 %**
KA		6,4 %

Tabelle 6.9 Häufigkeit Hysterektomien in % (N = 10.241)

		Frauen in %
Hysterektomie	Nein	81,6 %
Hysterektomie	Ja	**13,5 %**
KA		4,9 %

Es zeigte sich, ohne dies erklären zu können, dass mit 18,5 % mehr Frauen aus den neuen Bundesländern gegenüber 15 % Frauen aus den alten Bundesländern von Eileiter-/Eierstocksentzündungen betroffen waren.

Bei der Frage nach Eierstockzysten verhält es sich umgekehrt (Tabelle 6.8): Zwar gaben ebenso viele Frauen (17 %) an, dass bei ihnen zu einem bestimmten Zeitpunkt in ihrem Leben Eierstockszysten diagnostiziert wurden, doch waren diesmal mehr Frauen aus den alten Bundesländern darunter (18,7 % vs. 15,9 % Frauen NBL).

Zu den Beckenentzündungen wurden auch die gynäkologischen Operationen erfragt. Nicht selten ist bereits öffentlich sowie in Fachkreisen über die hohe Anzahl an durchgeführten Hysterektomien kontrovers diskutiert worden. In der Gesamtstichprobe (N = 10.241) wurden 13,5 % aller Frauen ermittelt, bei denen die Gebärmutter entfernt wurde (Tabelle 6.9). Die Ergebnisse der Studie bestätigen jedoch, dass insbesondere Frauen > 50 Jahre von einer solchen Maßnahme betroffen sind. In etwa jede Dritte hatte angegeben, dass ihr die Gebärmutter entfernt worden war (Tabelle 6.10).

Allerdings berichteten mehr jüngere (< 50-jährige) Frauen aus den neuen Bundesländern über diesen Eingriff, die Gründe für die Durchführung einer Hysterektomie wurden nicht genauer erfragt.

Tabelle 6.10 Anteil der hysterektomierten Frauen nach Altersgruppen und NBL–ABL

Alter	35–44 (N = 2529)	45–54 (N =1513)	> 55 J. (N = 1693)
Frauen (NBL)	**12,5 %**	**29,4 %**	40,5 %
Frauen (ABL)	6,2 %	23,0 %	40,3 %

Zu den gynäkologischen Operationen zählte auch die Frage nach der Entfernung eines/beider Eierstöcke. Bei fast jeder Zehnten mußten einer oder sogar beide Eierstöcke entfernt werden (Tabelle 6.11).

Darunter sind bei etwa 3,5 % der Frauen **beide** Eierstöcke gleichzeitig entfernt worden, bei den übrigen wurde ein Eierstock entfernt.

Tabelle 6.11 Häufigkeit Entfernung eines Eierstocks/beider Eierstöcke in % (N = 10.241)

		Frauen in %
Eierstock-Entfernung	Nein	85,2 %
Eierstock-Entfernung	Ja	**9,2 %**
KA		5,6 %

Neben Fragen nach einer Hysterektomie oder Eierstocksentfernung ging es auch um die Operation der Brust. 9,4 % aller Frauen hatten sich einer Brustoperation unterziehen müssen (Tabelle 6.12). Die Brustoperation konnte unterschiedlichen Ausmaßes sein, es konnte die Entfernung eines Knotens damit gemeint sein bis hin zur Entfernung einer oder sogar beider Brüste.

In der genaueren Analyse konnte aufgezeigt werden, dass 1,3 % die Entfernung einer oder beider Brüste hatten vornehmen lassen müssen, 1,7 % meinten, dass ein Teil ihrer Brust entfernt werden musste und 6,4 % waren an der Brust wegen der Entfernung von Knoten und Zysten operiert worden.

6.3 Körperliche Erkrankungen und Alter

Leider muß vorweg gesagt werden, dass in der Basisbefragung versäumt wurde, die psychischen Erkrankungen gesondert mitzuerheben. Daher können im Folgenden nur die Ergebnisse zu den genannten körperlichen Erkrankungen ausgenommen den verschiedenen Tumorerkrankungen dargestellt werden.

Altersabhängige körperliche Erkrankungen, die teilweise sprunghaft mit dem Alter zunehmen, sind die entzündlichen Gelenk- oder Wirbelsäulenerkrankungen (chronische Polyarthritis, rheumatoide Arthritis, Rheuma), Arthrosen, Osteoporose, Bluthochdruck, Durchblutungsstörungen am Herzen (Verengung der Herzkranzgefäße, Angina pectoris), Krampfadern sowie Durchblutungsstörungen an den Beinen (arterielle Verschlusskrankheiten). Allein bei den > 55-Jährigen leidet mehr als jede Dritte an Bluthochdruck, entzündlichen Gelenk- oder WS-Erkrankungen, Arthrosen oder Krampfadern (Tabelle 6.13). Bei den >60-Jährigen sind es bereits über 40 % der Frauen, die den Hypertonus, und nahezu jede Vierte, die die Osteoporose als eines ihrer gesundheitlichen Probleme benennt. Interessanterweise waren die > 50-jährigen Frauen aus den neuen Bundesländern signifikant stärker vom Bluthochdruck betroffen (51,6 %). Möglicherweise könnte bei dieser Altersgruppe die unterschiedliche Ernährung als Grund mit eine Rolle spielen.

Zu den **relativ altersunabhängigen Erkrankungen** zählen Migräne, Schilddrüsenerkrankungen (z.B. Struma, Kropf), chronische Blasen- und Nierenerkrankungen, chronische Lungenerkrankungen (z.B. Asthma, Bronchitis) sowie chronische Darmerkrankungen. Dabei sind Migräne und Schilddrüsenerkrankungen insgesamt sehr häufig genannt worden. Jede vierte Frau – auch die Jüngeren – in der Bevölkerung hat mit einer dieser Erkrankungen zu tun. An Migräne leiden den Befunden folgend besonders die Frauen im Alter zwischen 45 und 54 Jahren.

Darüber hinaus hatten 2,7 % aller Frauen jemals eine tiefe Beinvenenthrombose erlitten, in der Altersgruppe der > 55-Jäh-

Tabelle 6.12 Häufigkeit Brustoperationen in % (N = 10.241)

		Frauen in %
Brustoperation	Nein	84,5 %
Brustoperation	Ja	9,4 %
KA		6,2 %

rigen waren es sogar 5,9 %. 1,4 % geben in ihrer Anamnese eine chronische Lebererkrankung an, 1 % aller Frauen in der Studie hatten einen Schlaganfall, 0,6 % einen Herzinfarkt oder eine Lungenembolie überlebt.

◘ Abbildung 6.2 zeigt noch einmal zusammengefaßt die sechs am häufigsten genannten **Jemals-Erkrankungen,** wobei die Migräne an erster Stelle rangiert. In ◘ Abb. 6.1 werden gesondert die genannten **Jetzt-Erkrankungen** aufgeführt. Das sind Krankheiten, die die Frauen zum Zeitpunkt der Befragung hatten. Hier liegt der Anteil der an Migräne leidenden Frauen insgesamt um 10 % niedriger als bei den genannten Jemals-Erkrankungen. Diese Zahlen sind verständlich, da die Migräne in der Regel anfallsartig und nicht chronisch, je nach Schweregrad in individuell unterschiedlichen Abständen verläuft. Bei den genannten Schilddrüsenerkrankungen verhält es sich ganz ähnlich, hier liegt der Anteil der Jetzt-Erkrankten mit 12,3 % ebenso um 10 % niedriger als bei den Jemals-Erkrankungen. Auffällig ist, dass in bezug auf den Bluthochdruck, die Gelenk- oder WS-Erkrankungen sowie bei den Krampfadern die Angaben der Jetzt-Erkrankten erst ungefähr ab dem 45. Lebensjahr um erneut ca. 10 % differieren.

◘ **Tabelle 6.13** Jemals-Erkrankungen bei Frauen in %

Erkrankungen	< 25 J.	25–34	35–44	45–54	> 55 J.	Gesamt
Migräne	23,9	27,1	28,0	**32,5**	29,6	**28,4**
Krampfadern	4,4	16,7	25,3	29,8	**41,5**	**24,4**
Schilddrüsenerkrankungen	5,7	20,2	25,7	28,2	28,2	**23,1**
Gelenk- oder WS-Erkrankungen	6,3	9,8	14,7	**20,7**	**36,9**	**17,3**
Arthrosen	3,8	5,5	13,3	**23,0**	**42,2**	**16,7**
Bluthochdruck	3,8	7,8	11,4	**23,6**	**34,8**	**15,7**
Chron. Blasen- und Nierenerkrankungen	**13,8**	8,8	11,4	6,9	12,2	**10,2**
Chron. Lungenerkrankungen	**15,7**	8,8	8,0	9,8	11,1	**9,8**
Durchblutungsstörungen an den Beinen	1,9	2,4	3,6	5,2	**10,8**	**4,6**
Osteoporose	0	0,4	1,5	3,9	**13,9**	**3,6**
Durchblutungsstörungen am Herzen	0	1,0	1,9	2,6	**10,1**	**3,0**
Chron. Darmerkrankungen	3,1	2,7	2,9	2,6	3,1	**2,9**
Total	10.241 Frauen					

Frauen und Krankheiten (Jetzt-Erkrankungen)

Krankheiten / *Alter*	<25	25-34	35-44	45-54	>55	Gesamt
Krampfadern	3,8%	13,5%	20,8%	19%	24,7%	16%
Migräne	13,2%	14,7%	14,8%	16,6%	11,8%	15%
Schilddrüsen-erkrankungen	2,5%	10,5%	14,8%	11,6%	9,7%	12,3%
Arthrosen	3,8%	3,5%	9,3%	17,7%	32,1%	12,2%
Gelenk- oder WS-Erkrankungen	2,5%	3,7%	9,3%	10,8%	24%	11%
Bluthochdruck	0,3%	2,9%	6,1%	13,6%	22,6%	9,3%

Abb. 6.1 Frauen und Krankheiten I (Jetzt-Erkrankungen)

Frauen und Krankheiten (Jemals-Erkrankungen)

Krankheiten / *Alter*	<25	25-34	35-44	45-54	>55	Gesamt
Migräne	23,9%	27,1%	28,0%	32,5%	29,6%	28,4%
Krampfadern	4,4%	16,7%	25,3%	29,8%	41,5%	24,4%
Schilddrüsen-erkrankungen	5,7%	20,2%	25,7%	28,2%	28,2%	23,1%
Gelenk- oder WS-Erkrankungen	6,3%	9,8%	14,7%	20,7%	36,9%	17,3%
Arthrosen	3,8%	5,5%	13,3%	23,0%	42,2%	16,7%
Bluthochdruck	3,8%	7,8%	11,4%	23,6%	34,8%	15,7%

Abb. 6.2 Frauen und Krankheiten II (Jemals-Erkrankungen)

6.3.1 Psychosoziale Faktoren

Es gab signifikante Zusammenhänge zwischen bestimmten Erkrankungen und einigen psychosozialen Faktoren.

Frauen, die sich einer Hysterektomie unterzogen hatten, waren häufiger z.Zt. nicht erwerbstätig, und/oder arbeitslos gemeldet (21,3 %), hatten als Schulabschluss 9. Klasse oder weniger angegeben (29 %), waren insgesamt älter und dadurch bereits häufiger verwitwet (27,3 %), bezogen Altersrente (47,7 %) oder befanden sich im vorzeitigen Ruhestand (29,5 %).

Unter den **Frauen mit Arthrose** befanden sich ebenfalls mehr die Älteren, die schon verwitwet waren (38,2 %), Altersrente bezogen (47,7 %) oder sich im vorzeitigen Ruhestand befanden (44,3 %). Es waren aber auch wieder häufiger diejenigen, die arbeitslos gemeldet waren (25,9 %) oder die 9. Klasse oder weniger (35,2 %) besucht hatten.

Unter den **Frauen mit Bluthochdruck** gab es mehr Frauen, die die 9. Klasse oder weniger besucht hatten (32,7 %), mehr Arbeitslose (24,5 %) und geschiedene Frauen (24,3 %) sowie mehr die Älteren mit Altersrente (34,6 %) oder im vorzeitigen Ruhestand (37,7 %),

Es konnte festgestellt werden, dass **Frauen**, die unter **Migräne** litten, häufiger geschieden (34,6 %) waren, einen Partner hatten, aber nicht mit ihm zusammenlebten (30,9 %), sich in Schulausbildung (35,9 %) befanden oder arbeitslos gemeldet waren (36,1 %).

Bei allen anderen erfassten gynäkologischen Problemen, Operationen oder Erkrankungen wurden keine statistisch bedeutsamen Zusammenhänge zu psychosozialen Faktoren gefunden.

6

6.4 Frauen-Typen und Krankheiten

Erstaunlicherweise zeigten sich in bezug auf die Regelstörungen in dieser Studie keine statistisch bedeutsamen Zusammenhänge zu den ermittelten vier Frauen-Typen. In einer früheren Studie wurden in einer Gruppe stark leidender Frauen zu einem höheren Anteil Hausfrauen und erwerbslose Frauen gefunden (Schultz-Zehden 2001).

Auch hinsichtlich der Verarbeitung der Menopause gab es ähnliche Befunde. Die in der Menopause stark leidenden Frauen berichten über starke Attraktivitätseinbußen, verfügen über ein schwaches Selbstwertgefühl, erleben die Lebensumstellungen als belastend und bedrohlich, beklagen einen Verlust an Lebensqualität, leben häufig allein oder geschieden mit einem eher niedrigen Bildungsstand (Schultz-Zehden 2003).

Im Abschnitt 6.3 konnte deutlich gemacht werden, dass der Bluthochdruck mit zunehmendem Alter ein gesundheitliches Problem für Frauen darstellt. Im folgenden Ergebnis wird deutlich, dass die ältere Paula – Typ 1 »Powerfrau« - sowie die ältere Lena – Typ 3 »indifferent-ambivalent« – signifikant häufiger den Bluthochdruck als körperliche Erkrankung angegeben hatten als die anderen beiden Frauen-Typen (◘ Tabelle 6.14). Im psychosomatischen Sinne könnte das bedeuten, dass Paula ihr Leben nicht ganz stressfrei gestaltet und die erhöhte Neigung zum Bluthochdruck als Symptom zu betrachten ist hingegen Lena eher zu einer psychischen Problemgruppe gehört, die möglicherweise auf Belastungen im Leben mit zu wenig »gesunden« Coping-Mechanismen reagiert.

Es wurden erstaunlicherweise keine weiteren signifikanten Zusammenhänge zu den vier Frauen-Typen gefunden, was erklärt, dass das Auftreten von den hier erfaßten Krankheiten nicht mit den in dieser

◘ Tabelle 6.14 Frauen-Typen und Jemals-Erkrankung Bluthochdruck N = 516, CHI-Quadrat p = .024

Frauen > 45 Jahre	Paula	Norma	Lena	Elsa	Gesamt
Jemals Bluthochdruck	**36,0 %**	20,1 %	**33,3 %**	25,6 %	27,7 %
Kein Bluthochdruck	48,8 %	67,4 %	54,7 %	55,2 %	57,0 %
Keine Angaben	15,2 %	12,5 %	12,0 %	19,2 %	15,3 %

Studie erfassten psychologischen Faktoren korreliert.

Trotzdem soll noch ein tendenziell signifikanter Zusammenhang zwischen dem Auftreten von Migräne und den vier Frauen-Typen dargestellt werden (◘ Tabelle 6.15). Typ 3, die > 40-jährige Lena, litt besonders häufig an Migräne im Gegensatz zu Typ 1 – Paula, die scheinbar in geringerem Maße davon betroffen ist. Das kann als Hinweis gedeutet werden, die Migräne auch im psychosomatischen Kontext zu betrachten.

6.5 Brennpunkte

Etwa die Hälfte aller Frauen erlebt ihre »Tage« von Zeit zu Zeit als sehr schmerzhaft und beeinträchtigend – häufig bis über Jahre –, sie fühlen sich dann in ihrer Arbeitsfähigkeit, in ihrem Lebensrhythmus und in ihrer gesamten Lebensqualität eingeschränkt. Es gilt ein größeres Bewusstsein dafür zu schaffen, was den Frauen hilft und wie sie damit fertig werden.

Öffentlich sowie in Fachkreisen wurde schon öfters über die hohe Anzahl an durchgeführten Hysterektomien kritisch diskutiert (Bachmann 1990). In der Gesamtstichprobe (N = 10.241) wurden 13,5 % aller Frauen ermittelt, bei denen die Gebärmutter entfernt wurde. Die Ergebnisse der Studie zeigen jedoch, dass insbesondere Frauen > 50 Jahre von einer solchen operativen Maßnahme betroffen sind. Hier ist es fast jede Dritte, die angegeben hatte, dass ihr die Gebärmutter entfernt worden ist. Aus den neuen Bundesländern berichteten andererseits auch mehr jüngere (< 50-jährige) Frauen über diesen Eingriff. Darüberhinaus konnten soziale Faktoren gefunden werden, wie signifikant mehr Erwerbslose und Frauen mit niedrigerem Bildungsstand in der Gruppe der hysterektomierten Frauen. Die genauen Gründe für die Durchführung einer Hysterektomie wurden nicht separat ermittelt.

Zu den **altersabhängigen Erkrankungen**, die teilweise sprunghaft mit dem Alter zunehmen, zählen die entzündlichen Gelenk- oder Wirbelsäulenerkrankungen (chronische Polyarthritis, rheumatoide Arthritis, Rheuma), Arthrosen, Osteoporose, Bluthochdruck, Durchblutungsstörungen am Herzen (Verengung der Herzkranzgefäße, Angina pectoris), Krampfadern sowie Durchblutungsstörungen an den Beinen (arterielle Verschlusskrankheiten). In der Bluthochdruck-Gruppe fanden sich soziale Unterscheidungsmerkmale. Der Bluthochdruck wurde häufiger von den Erwerbslo-

◘ Tabelle 6.15 Frauen-Typen und Jemals-Erkrankung Migräne N = 706, CHI-Quadrat p = .155 nicht signifikant

Frauen > 40 Jahre					
	Paula	Norma	Lena	Elsa	Gesamt
Jemals Migräne	**28,7 %**	32,7 %	**36,0 %**	29,9 %	31,3 %
Keine Migräne	53,9 %	59,7 %	52,3 %	55,7 %	55,8 %
Keine Angaben	17,4 %	7,7 %	11,7 %	14,5 %	12,9 %

sen und Frauen mit niedrigerem Bildungsstand angegeben.

Erstaunlicherweise wurden keine bedeutsamen Zusammenhänge zu den vier Frauen-Typen gefunden, was erklärt, dass das Auftreten der hier erfaßten Krankheiten, Beschwerden oder operativen Eingriffe von anderen, eher medizinisch relevanten Faktoren abhängt als von den hier erfaßten psychologischen Faktoren. Eine Ausnahme bildete die Erkrankung des Bluthochdrucks: die beiden Frauentypen Typ 1 Paula – »Powerfrau« > 45 Jahre als auch Typ 3 Lena –»indifferent-ambivalent« > 45 Jahre gaben signifikant häufiger als die anderen beiden Frauentypen den Bluthochdruck als körperliche Erkrankung an. Dieser Befund deutet auf mögliche psychosomatische Zusammenhänge hin, dass Paula ihr Leben nicht ganz stressfrei gestaltet hat und die erhöhte Neigung zum Bluthochdruck als Symptom zu betrachten ist hingegen Lena eher zu einer psychischen Problemgruppe gehört, die auf Belastungen im Leben vermutlich mit zu wenig »gesunden« Coping-Strategien reagieren konnte.

Frauen, Lust und sexuelles Wohlbefinden

7.1 Sexuelle Lust, Defizite, Wohlbefinden und Alter

Sexualität steht für Frauen in erster Linie für Zuneigung und Zärtlichkeit, Freude, Lust und Sinnlichkeit, während nur eine kleine Minderheit Sexualität mit negativen Empfindungen verbindet. Sexuelle Attraktivität hat in den letzten Jahren bei den Idealvorstellungen von einem Partner an Bedeutung gewonnen, für Männer mehr als für Frauen. Der subjektive Stellenwert von Sexualität verändert sich mit zunehmendem Alter.

Allgemein kann anhand der Ergebnisse der Studie festgestellt werden, dass die Bedeutung von Sexualität mit dem Alter der Frauen abnimmt. Die jüngeren Frauen haben mehr Lust auf Sex, sie fühlen sich dabei wohler. Ihren älteren Geschlechtsgenossinnen geht es weniger um Häufigkeit als um die Qualität, um Zärtlichkeit beispielsweise. Dies ist auch ein Resultat der sexuellen Freiheit, die die Generation der über 50-Jährigen nicht zuletzt dank der Pille praktizieren konnte.

Die Studie ergab, dass für ein Drittel aller Frauen Sexualität in ihrem Leben eine wichtige Rolle spielt – für die Jüngeren stärker als für die Älteren. Die größte Bedeutung hat Sexualität für die Altersgruppe der 20- bis 30-Jährigen, von denen ca. 50 % ihren sexuellen Beziehungen eine wichtige Rolle in ihrem Leben zuschreiben. Jede zweite Frau gibt in der Studie an, mit ihrem Sexualleben rundum zufrieden zu sein, dagegen stuft jede 4.–5. Frau – über 20 % – ihr Sexualleben als unbefriedigend ein, die übrigen als nur teilweise befriedigend. Eine Vielzahl an Gründen können hierfür verantwortlich sein. Beispielsweise geben über 40 % aller Frauen an, dass ihre sexuellen Erlebnisse nur teilweise, kaum oder gar nicht ihren eigentlichen Bedürfnissen entsprechen.

Spaß an sexuellen Gedanken und Gefühlen zu haben, negieren die Älteren sehr viel stärker als die Jüngeren. Tagsüber spontane Gedanken an Sexualität haben die Jüngeren ebenfalls häufiger als die Älteren, die Mehrheit (43 %) meint allerdings nur »hin und wieder«. Zwei Drittel aller Frauen wünschen sich oft bis sehr oft intime Kontakte ohne im engeren Sinne sexuelle Aktivitäten. Hier gab es kaum Altersdifferenzen, fast über alle Lebensphasen hinweg bleiben Zärtlichkeit und Zuneigung für Frauen die zentralen Bestimmungsgrößen ihrer Sexualität.

Ein Drittel aller Frauen wünscht sich oft bis sehr oft sexuelle Kontakte, die Jüngeren wieder häufiger als die Älteren. In etwa jede vierte Frau schätzt ihr sexuelles Verlangen als stark bis sehr stark ein, die Jüngeren wieder stärker als die Älteren in der Stichprobe.

Die große Mehrheit schätzt jedoch die Häufigkeit ihrer sexuellen Aktivitäten im mittleren Bereich ein, ca. 40 % beschreiben sie als gering bis sehr gering. Hier entsteht die Frage, inwieweit die Frauen sich mit irrealen Erwartungen und Darstellungen messen, die über die Medien vermittelt werden oder ob sie möglicherweise hier Defizite ausdrücken. Hierbei handelt es sich vermutlich um eine Diskrepanz zwischen Wunsch und Wirklichkeit.

Das sexuelle Wohlbefinden nimmt kontinuierlich mit dem Alter ab. Ab dem 35. Lebensjahr werden immer mehr Einschränkungen im Sexualleben (sexuelle Defizite) angegeben.

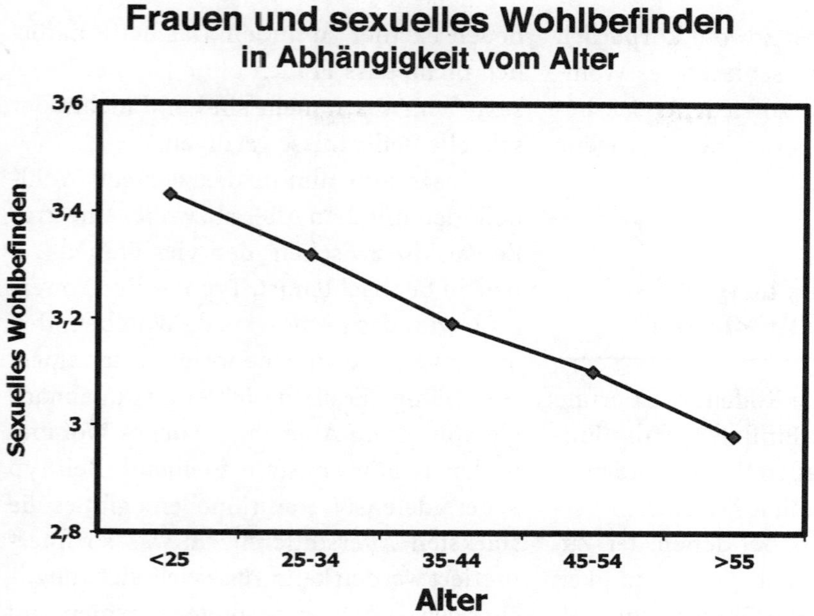

■ **Abb. 7.1** Frauen und sexuelles Wohlbefinden

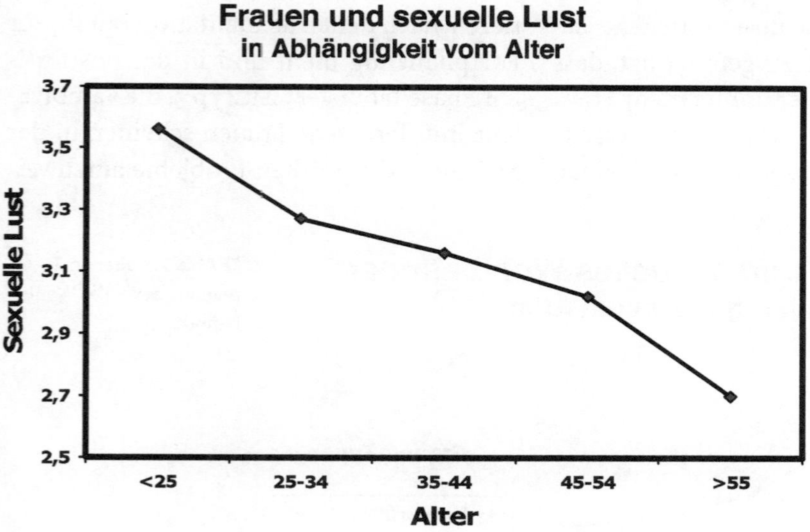

■ **Abb. 7.2** Frauen und sexuelle Lust

Die jüngeren Frauen haben mehr Lust auf Sex und fühlen sich dabei wohler. Die sexuelle Lust bleibt zwischen dem 25. und 50. Lebensjahr relativ konstant, nach dem 55. Lebensjahr nimmt sie signifikant ab.

Skalenwerte zwischen 2 und 3 beziehen sich auf Angaben über »selten« bis »hin und wieder«, 3 und 4 beziehen sich auf Angaben »hin und wieder« bis »oft«.

Es ließ sich ein hoher Zusammenhang zwischen dem sexuellen, körperlichen und psychischen Wohlbefinden aufzeigen.

Frauen mit eingeschränktem sexuellen Wohlbefinden, die stärker sexuelle Defizite äußern, berichten sowohl körperlich als auch psychisch ein schlechteres Wohlbefinden. Wer sexuell zufriedener ist, berichtet eine höhere gesundheitsbezogene Lebensqualität (SF-12).

7.2 Frauen-Typen, Lust und sexuelles Wohlbefinden

Das Selbstbild und die Rollenorientierung einer Frau hat einen Einfluß auf die Einschätzung ihres sexuellen Wohlbefindens.

Im Bereich Sexualität lassen sich Veränderungen aufzeigen, bei denen der Zuwachs an mehr Freiheit, Selbständigkeit und Unabhängigkeit der Frauen eine Rolle spielt. Eine der grundlegenden Veränderungen für Frauen ist ihre gestiegene Lebenserwartung, die dazu geführt hat, dass mit zunehmendem Alter immer mehr Frauen ohne Partner leben und es andererseits für Frauen immer schwieriger wird, einen neuen Partner zu finden. Das heißt natürlich nicht, dass Frauen ohne Partner keine sexuellen Wesen mehr sind und nicht über sexuelle Bedürfnisse verfügen.

Insgesamt nimmt das sexuelle Wohlbefinden mit dem Alter ab, wobei eine große Varianz zwischen den vier Frauen-Typen zu beobachten ist. Typ 1 – die »Powerfrau« gibt das beste sexuelle Wohlbefinden an, Typ 2 – die »normenorientierte-anpassungsfähige Frau« berichtet fast unabhängig von ihrem Alter ihr sexuelles Wohlbefinden relativ konstant bleibend. Bei Typ 4, der »defensiv-Traditionellen« gibt es die stärksten Altersdifferenzen, was so interpretiert werden kann, dass viele sich möglicherweise noch an veralteten Normen und internalisierten Wertvorstellungen orientieren, nach denen Sexualität vorrangig zur Fortpflanzung dient und in der postfertilen Phase tabuisiert ist. Typ 3, die »ambivalent-indifferenten« Frauen scheinen in der Sexualität die größten Probleme aufzuwei-

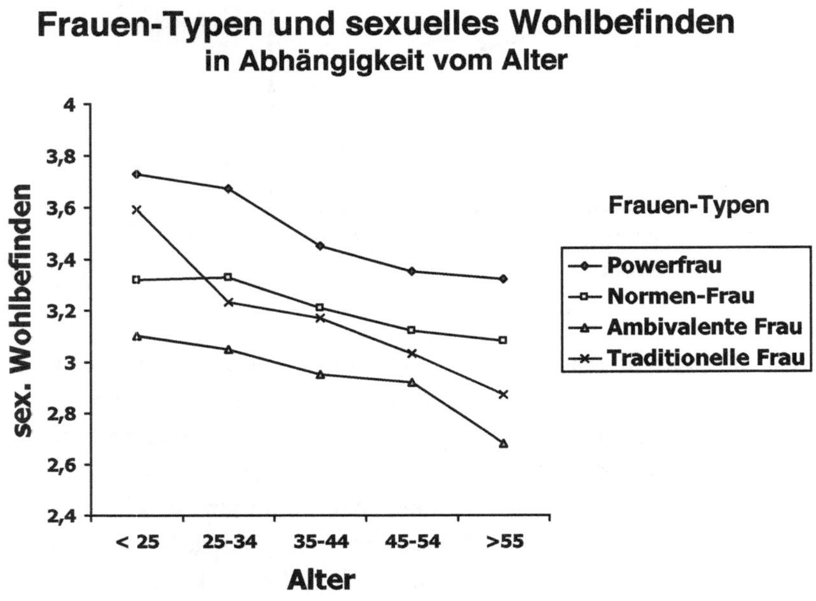

Abb. 7.3 Frauen-Typen und sexuelles Wohlbefinden

sen. Sicher spielt auch hier eine wichtige Rolle, dass in dieser Gruppe relativ zu den drei anderen Frauen-Typen mehr alleinlebende Frauen vertreten waren (◘ Abb. 7.3).

Was die sexuelle Lust betrifft, können wir wenig Einfluß durch die Rollenmerkmale einer Frau feststellen (◘ Abb. 7.4). Hier spielen andere Faktoren vermutlich eine zentralere Rolle, die mehr den Partner betreffen. Nur der Faktor »Alter« zeigt den stärksten Effekt und macht sich signifikant bemerkbar. Trifft dieser monokausale Zusammenhang wirklich zu, dass allein das Alter mit einhergehender Leistungsabnahme und der Zunahme gesundheitlicher Probleme verantwortlich dafür ist, dass sowohl die sexuelle Lust als auch das sexuelle Wohlbefinden der Frauen abnimmt? Ist nicht die Dauer einer Partnerschaft genauso relevant, denn wir begegnen auch dem Phänomen, dass es nur wenigen Paaren nach zehn, zwanzig, dreißig Jahren gelingt, die Lust aufeinander noch so stabil zu halten wie in der Anfangsphase einer Beziehung.

Deshalb wurde untersucht, inwieweit die sexuelle Lust abhängig ist vom Partnerstatus. Die Gruppe der alleinlebenden Frauen ohne Partner unterschied sich über alle Altersgruppen hinweg wenig von der Gruppe, die angegeben hatte, mit einem Partner in häuslicher Gemeinschaft zusammenzuleben. Allerdings diejenigen, die angaben, einen festen Partner zu haben, jedoch von ihm in räumlicher Distanz wohnen, berichteten die stärksten sexuellen Bedürfnisse, insbesondere die über 50-Jährigen. Diese Frauen verspüren dieselbe sexuelle Lust wie die jüngeren Frauen (◘ Abb. 7.5).

Das bestätigt ein Phänomen, nach dem die Anziehungskraft wächst, wenn der Partner nicht allzu leicht verfügbar ist bzw. sinkt, wenn die gewohnten Partner allzu leicht verfügbar sind. Vom weniger realen Partner geht eher mehr Magie aus! Hier taucht natürlich die Frage auf, inwie-

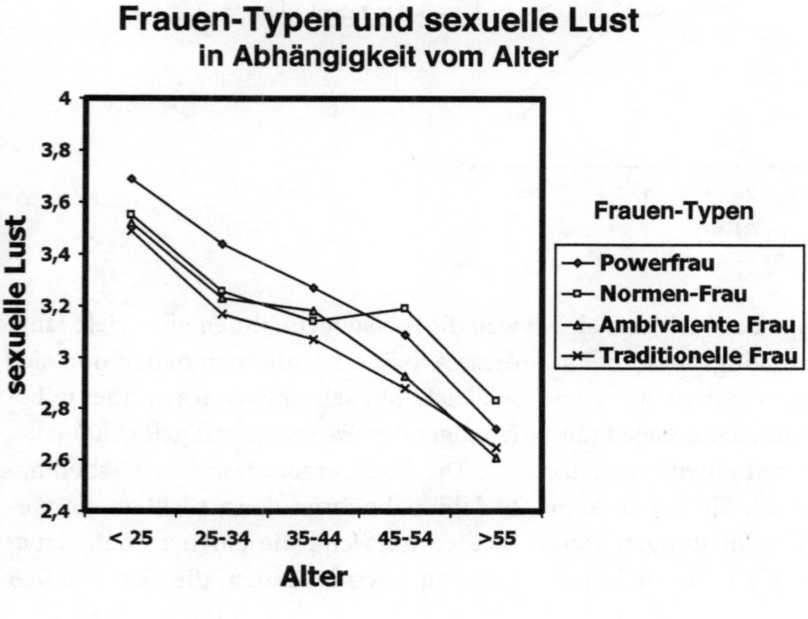

◘ **Abb. 7.4** Frauen-Typen und sexuelle Lust

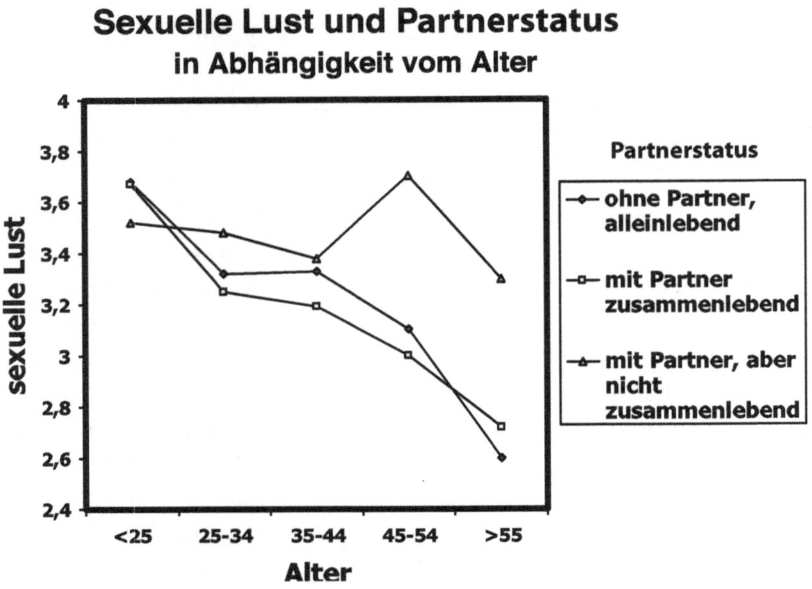

Abb. 7.5 Sexuelle Lust und Partnerstatus

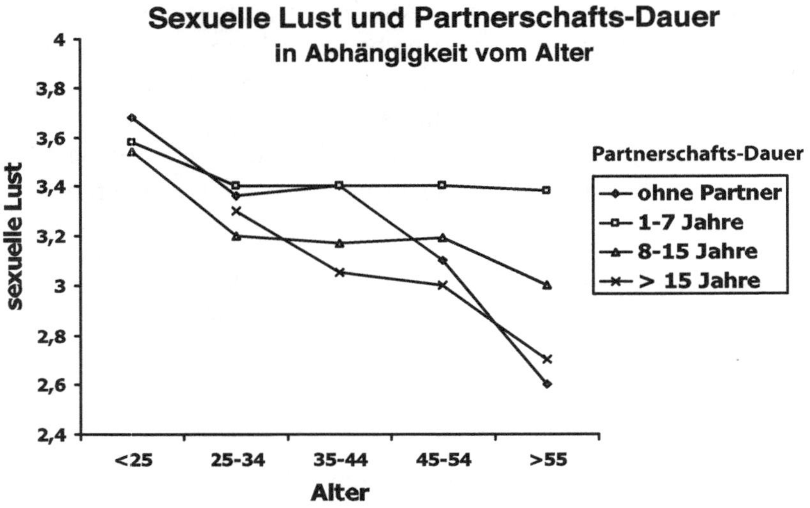

Abb. 7.6 Sexuelle Lust und Partnerschaftsdauer

weit die Paarbeziehungen auf Distanz sich in einer jüngeren Beziehungsphase befinden. Gerade mit zunehmendem Alter erweist sich das als relevant, denn viele Frauen wollen nicht mehr mit einem »neuen« Partner zusammenziehen. Sie haben kein Interesse, häusliche Verpflichtungen (wie Kochen, Waschen etc.) zu übernehmen, weil die meisten von ihnen über viele Jahre diese Arbeit übernommen haben und sich vielleicht nur sehr mühsam aus einer unbefriedigenden Partnerschaft gelöst haben.

Die Studie ergab, dass die altersbedingte Libidoabnahme dann nicht mehr vorhanden ist, wenn die Partnerschaftsdauer betrachtet wird: Frauen, die sich in einer jüngeren Beziehungsphase befinden (Partnerschaftsdauer 1–7 Jahre) zeigen ein besseres sexuelles Wohlbefinden und mehr sexuelle Lust als diejenigen in länger andauernden Partnerschaften. Je länger die Partnerschaft andauert, desto mehr gleicht sich die Libido-Abnahme dem Verlauf an, der im Zusammenhang mit dem Alter zu beobachten war (◘ Abb. 7.6).

7.3 Brennpunkte

Beim Thema Sexualität taucht eine Frage auf: Wie emanzipiert sind Frauen heute wirklich?

Über die Tatsache, dass nahezu 50 % aller Frauen (jede Zweite) angeben, dass ihre sexuellen Erlebnisse nur teilweise, kaum oder gar nicht ihren eigentlichen Bedürfnissen entsprechen, muß nachgedacht werden. Es kann zwar sein, dass Frauen sexuell selbstbewusster auftreten, sich jedoch nicht dementsprechend verhalten. Damit ist gemeint, offen über die eigenen sexuellen Wünsche und Bedürfnisse zu reden. Es scheint auch den jüngeren Frauen schwer zu fallen, hier eine aktivere Rolle zu übernehmen. Möglicherweise spielen hier verschiedene Formen von Ängsten eine Rolle:

- die Angst vor Ablehnung
- die Angst, gegen tradierte Rollenvorstellungen zu verstoßen
- die tief verwurzelte Angst vor dem eigenen weiblichen Begehren
- die Angst vor Liebesverlust, wenn man sehr aktiv ist.

Das sexuelle Wohlbefinden und die Lust nimmt zwar mit dem Alter ab, ist jedoch stark auch von anderen Faktoren wie beispielsweise die Partnerschaftsdauer abhängig. Durch die gestiegene Unabhängigkeit der Frau und dem Wertewandel in Partnerschaften kommt es häufiger zu Trennungen und es folgt möglicherweise dann das Eingehen einer neuen Partnerschaft auch bei den über 50-Jährigen. Das hat zur Folge, dass die Sexualität auf eine neue Weise erlebt wird.

Die Abnahme der Libido sollte demnach stärker in partnerschaftlichen Zusammenhängen wie Abnutzungserscheinungen und Versandungen in langanhaltenden Beziehungen diskutiert werden. Auch die Zunahme gesundheitlicher Probleme beim Mann spielen eine wichtige Rolle als nur die körperlichen (hormonellen Veränderungen) Faktoren bei der Frau dabei in Betracht zu ziehen.

Frauen, die ihre Sexualität positiver und zufriedenstellender erleben, beurteilen auch ihre gesamte gesundheitsbezogene Lebensqualität besser. Dabei bleibt offen, inwieweit diejenige, die sich körperlich und psychisch fit fühlt, auch mehr Lust auf Sex hat und ihre Sexualität mehr genießen kann.

Frauenselbstbild und Lebenszufriedenheit

8.1 Lebenszufriedenheit von Frauen heute

Auf einer 5-stufigen Ratingskala (1 = sehr unzufrieden, 2 = unzufrieden, 3 = weniger zufrieden, 4 = zufrieden, 5 = sehr zufrieden) sollten die Frauen ihre Zufriedenheit mit folgenden Lebensbereichen einstufen: mit ihrer Arbeitssituation bzw. Hauptbeschäftigung, Wohnsituation, finanziellen Lage, Freizeit, Gesundheit, familiären Situation, Beziehungen zu Freunden, Nachbarn und Bekannten sowie ihrer Zufriedenheit insgesamt mit ihrem Leben.

Bei einer solchen eindimensionalen methodischen Herangehensweise erhält man in der Regel eine schiefe Verteilung, d.h. die Befragten neigen dazu, im Sinne der sozialen Erwünschtheit eher positive Einschätzungen abzugeben. Trotzdem ließen sich mithilfe einer einfaktoriellen Varianzanalyse (ANOVA) signifikante Mittelwertsunterschiede zwischen verschiedenen Altersgruppen als auch zu den vier Frauen-Typen finden.

Wird zunächst keine Altersunterscheidung vorgenommen, läßt sich anhand der Mittelwerte feststellen, dass die befragten Frauen ihre Zufriedenheit mit der Wohnsituation am höchsten (Mean 4,30) und die mit der finanziellen Lage (Mean 3,72) insgesamt am niedrigsten eingeschätzt haben (◘ Tabelle 8.1). Werden im Anschluß daran die > 40-Jährigen und < 40-Jährigen getrennt analysiert, dann geben die Jüngeren an erster Stelle eine hohe Zufriedenheit mit ihren Beziehungen zu Freunden, Nachbarn und Bekannten (Mean 4,22) und an letzter Stelle eine eher geringe Zufriedenheit mit der finanziellen Lage an (3,64). Anders zeigt sich das in der Altersgruppe ab 40: die > 40-Jährigen nennen an erster Stelle der acht einzuschätzenden Lebensbereiche die hohe Zufriedenheit mit der Wohnsituation (Mean 4,45), am

◘ Tabelle 8.1 Zufriedenheit mit verschiedenen Lebensbereichen (Mittelwerte), 3 = weniger zufrieden, 4 = zufrieden

Zufriedenheit mit Lebensbereichen	**Frauen < 40 Jahre**	**Frauen > 40 Jahre**	Gesamt Mean N= 1716 (Min 1, Max 5)
Arbeitssituation, Hauptbeschäftigung	**3,87**	**4,25**	4,03
Wohnsituation	4,18	4,45	**4,30**
Finanzielle Lage	**3,64**	3,84	**3,72**
Freizeit	3,83	3,97	3,89
Gesundheit	3,96	3,82	3,90
Familiäre Situation	4,16	4,12	4,14
Beziehungen zu Nachbarn, Freunden, Bekannten	4,22	4,22	4,22
Gesamtes Leben	4,11	4,13	4,12

wenigsten zufrieden sind sie jedoch mit ihrer eigenen Gesundheit (Mean 3,82).

Den größten signifikanten Unterschied gibt es zwischen den beiden Altersgruppen in bezug auf die Zufriedenheit mit der Arbeitssituation bzw. Hauptbeschäftigung. Damit ist nicht nur die berufliche Tätigkeit, sondern kann genauso die Beschäftigung im Haushalt gemeint sein. Es zeigte sich, dass die Jüngeren sehr viel unzufriedener mit ihrer Arbeitssituation bzw. Hauptbeschäftigung sind als die Älteren. Die Gründe hierfür lassen sich in den derzeit schlechten Bedingungen auf dem Arbeitsmarkt – gerade für die jüngere Generation – suchen, es kann aber auch an der Lebensphase liegen – noch überwiegend kleine Kinder, dadurch mehr Streß und das Problem der Doppelbelastung, Familie und Beruf oftmals nicht zufriedenstellend vereinbaren zu können.

Des weiteren lassen sich Altersunterschiede in Bezug auf die Zufriedenheit mit der Wohnsituation, der finanziellen Lage, der Freizeit und Gesundheit finden. Die Wohnsituation, mit der alle befragten Frauen an sich »zufrieden« sind, wird von den Älteren noch besser eingeschätzt als von den Jüngeren. Mit der finanziellen Lage sind alle Frauen tendenziell eher »weniger zufrieden«, die Jüngeren aber noch weniger als die Älteren. Die Jüngeren haben weniger Freizeit als die Älteren, schätzen dafür aber noch ihre Gesundheit besser ein, auch wenn die Unterschiede nicht statistisch bedeutsam sind.

Keine Altersunterschiede lassen sich in bezug auf die allgemeine Lebenszufriedenheit, Zufriedenheit mit Beziehungen zu Nachbarn, Freunden, Bekannten und der familiären Situation finden.

8.2 Frauen-Typen und Lebenszufriedenheit

Was die Zufriedenheit als abhängige Variable in den acht unterschiedlichen Lebensbereichen betrifft, zeigte sich für alle Lebensbereiche bis auf den Faktor »Zufriedenheit mit der finanziellen Lage« ein signifikanter Haupteffekt im Zusammenhang mit dem Frauenselbstbild als unabhängiger Faktor. Ein anderes Bild ergibt sich, wenn man eine Unterscheidung zwischen den < 40-Jährigen und > 40-Jährigen vornimmt.

Bei den <40-Jährigen schätzt Typ 1 – die Powerfrauen im Vergleich zu Typ 4 – den defensiv-traditionellen Frauen ihre allgemeine Lebenszufriedenheit signifikant besser ein, hingegen ist dies bei den > 40-Jährigen nur im Vergleich zu Typ 3 – den ambivalent-indifferenten Frauen der Fall (◘ Abb. 8.1). Es gab keine signifikanten Altersunterschiede in bezug auf die Einschätzung der allgemeinen Lebenszufriedenheit.

Das soziale Netz der < 40-jährigen Powerfrau (Typ 1) scheint intakter zu sein, denn sie gibt eine signifikant höhere Zufriedenheit in bezug auf ihre Beziehungen zu Freunden, Nachbarn und Bekannten an als der ambivalente (Typ 3) und traditionelle Frauen-Typ (Typ 4).

Mit ihrer gesundheitlichen Situation ist die <40-jährige Powerfrau signifikant zufriedener als der ambivalente (Typ 3) und traditionelle Frauen-Typ (Typ 4), bei den Älteren > 40-Jährigen sind es die Powerfrauen und normenorientierten Frauen (Typ 1 und Typ 2) im Vergleich zu dem traditionellen Frauen-Typ (Typ 4). Bestätigt wird dieses Ergebnis durch die ausführlich dargestellten Ergebnisse in Kapitel 2, in dem das körperliche Wohlbefinden mithilfe des SF-12 ermittelt wurde und dort Zusammenhänge zu den vier Frauen-Typen in Abhängigkeit vom Alter dargestellt wurden. Des weiteren macht sich auch innerhalb der Gruppe der Powerfrauen (Typ 1) als auch innerhalb der Gruppe der traditionellen Frauen (Typ 4) der Faktor »Alter« signifikant bemerkbar: die jüngeren Powerfrauen als auch die traditionellen Frauen sind zufriedener mit ihrer gesundheitlichen Situation als die älteren Powerfrauen, wobei die Älteren des traditionellen Frauen-Typs ihre Gesundheit am schlechtesten eingeschätzt haben (Abb. 8.2).

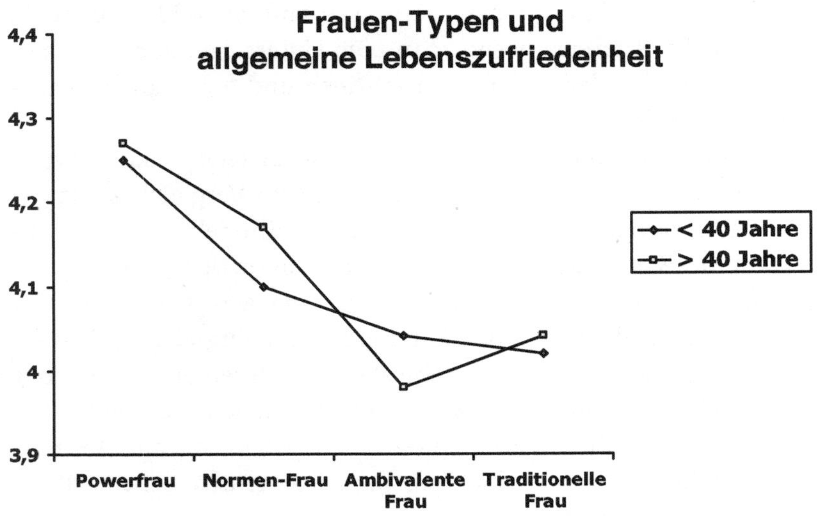

Abb. 8.1 Frauen-Typen und allgemeine Lebenszufriedenheit

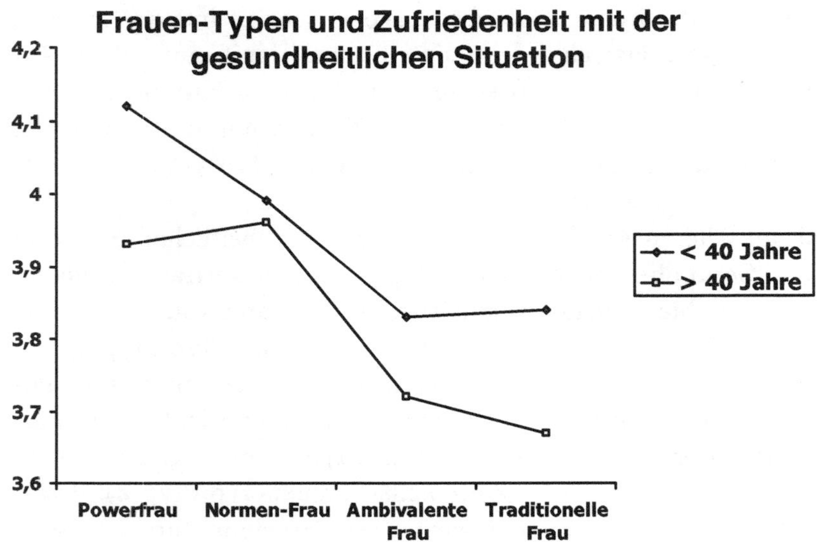

Abb. 8.2 Frauen-Typen und Zufriedenheit mit der gesundheitlichen Situation

Mit ihrer familiären Situation ist altersunabhängig der ambivalente Frauentyp (Typ 3) am wenigsten zufrieden. Dieser unterscheidet sich hier signifikant vom Typ 1, der Powerfrau (◘ Abb. 8.3). Zum einen ist in der ambivalenten Gruppe der Anteil der Alleinlebenden größer (häufiger Singles), zum anderen begegnen wir ihr möglicherweise als alleinerziehender Mutter, die Schwierigkeiten hat, ihren Job auszufüllen. Es kann aber auch sein, dass sie bedingt durch gehäufte Trennungen vom Partner in einer Patchwork-Familienkonstellation lebt. In der Gruppe der < 40-Jährigen ist die Ambivalente (Typ 3) am wenigsten zufrieden mit ihrer Wohnsituation. In Kapitel 2 und Kapitel 7 wurde bereits angedeutet, dass wir beim ambivalenten Frauentyp (Typ 3) auf eine psychische Problemgruppe treffen; inwieweit die Schwierigkeiten in der familiären Situation dazu geführt haben oder umgekehrt, lässt sich anhand der Datenauswertung nicht sagen.

Was die Zufriedenheit mit der Arbeitssituation bzw. Hauptbeschäftigung betrifft, wurde an anderer Stelle bereits erwähnt, dass es einen großen Unterschied zwischen den beiden Altersgruppen gibt. Die Älteren geben hier eine viel höhere Zufriedenheit an als die Jüngeren. Bei den Jüngeren als auch bei den Älteren ist es wiederholt die Powerfrau (Typ 1), häufig berufstätig, die – was diesen Lebensbereich betrifft – die größte Zufriedenheit angibt. Bei den Jüngeren (< 40-Jährigen) unterscheidet sich die Powerfrau (Typ 1) signifikant vom ambivalenten und traditionellen Frauentyp (Typ 3 und 4), ein ganz anderes Ergebnis erhalten wir bei den Älteren: hier gibt der traditionelle Frauentyp (Typ 4) eine fast ebenso hohe Zufriedenheit mit ihrer Arbeitssituation bzw. Hauptbeschäftigung an wie Typ 1 – die Powerfrau (◘ Abb. 8.4). Bei dem »defensiv-traditionellen« Frauentyp (Typ 4) ist der Anteil der *nicht erwerbstätigen* Frauen höher. Die Familie

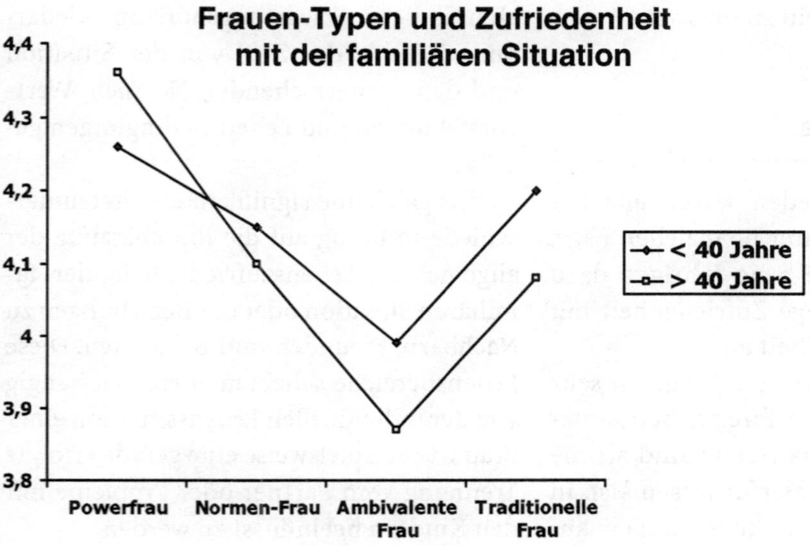

◘ **Abb. 8.3** Frauen-Typen und Zufriedenheit mit der familiären Situation

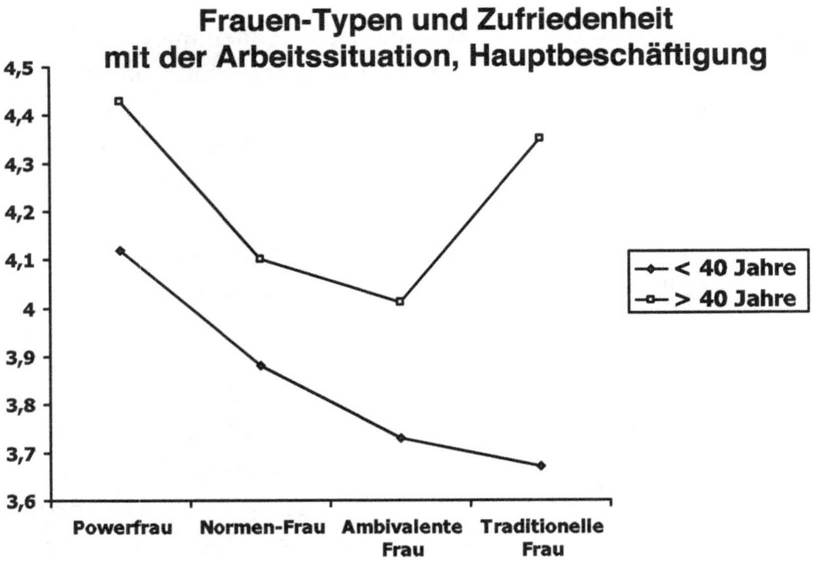

Abb. 8.4 Frauen-Typen und Zufriedenheit mit der Arbeitssituation, Hauptbeschäftigung

hat unumstritten den größeren Stellenwert im Leben dieser Frauen, häufig verbunden mit dem Wunsch nach dem Hausfrauendasein. Da die Älteren stärker mit diesen traditionellen Rollenmustern aufgewachsen sind, haben sie diese Werte und Rollenerwartungen stärker verinnerlicht und können die traditionelle Rolle besser akzeptieren als die Jüngeren, die vielleicht meinen, eher ein Powerfrau sein zu müssen.

8.3 Brennpunkte

Am wenigsten zufrieden waren alle befragten Frauen mit ihrer finanziellen Lage. Allerdings geben die > 40-Jährigen dazu noch eine eher geringe Zufriedenheit mit ihrer eigenen Gesundheit an.

Es zeigte sich, dass die Jüngeren sehr viel unzufriedener mit ihrer Arbeitssituation bzw. Hauptbeschäftigung sind als die Älteren. Die Gründe hierfür lassen sich in den derzeit schlechten Bedingungen auf dem Arbeitsmarkt – gerade für die jüngere Generation – suchen, es kann aber auch an der Lebensphase liegen – noch überwiegend kleine Kinder, dadurch mehr Streß und das Problem der Doppelbelastung, Familie und Beruf oftmals nicht zufriedenstellend vereinbaren zu können.

Die eigene Lebenszufriedenheit hängt immer auch von dem Erwartungshorizont ab und dieser Erwartungshorizont wiederum wird von der Zeit, von der Situation und den vorherrschenden Normen, Wertvorstellungen und Lebensbedingungen geprägt.

Es gab keine signifikanten Altersunterschiede in bezug auf die Einschätzung der allgemeinen Lebenszufriedenheit, der familiären Situation oder der Beziehungen zu Nachbarn, Freunden und Bekannten. Diese Lebensbereiche scheinen altersunabhängig von der individuellen Lebenssituation einer Frau wie beispielsweise eine gerade erfolgte Trennung vom Partner oder Probleme mit den Kindern beeinflusst zu werden.

Welche Rolle spielt nun in diesem Zusammenhang die Rolle?

Die Powerfrauen (Typ 1) geben die höchste Lebenszufriedenheit an. Doch lässt sich feststellen, dass das Frauenselbstbild bei den Jüngeren (< 40-Jährigen) einen viel stärkeren Einfluß ausübt, was die Zufriedenheit in den verschiedenen Lebensbereichen betrifft als bei den Älteren (> 40-Jährigen). Das, was wir meinen, wer wir sind, spielt im Sinne des »Impression managements«, für die jüngeren Frauen eine viel größere Rolle. Besonders deutlich wurde das beim traditionellen Frauentyp (Typ 4) und ihrer geringeren Zufriedenheit mit der Arbeitssituation bzw. Hauptbeschäftigung.

Heute sind Frauen mit einer neuen gesellschaftlichen Norm konfrontiert, die die Berufstätigkeit für die Frau vorsieht. Schaffen sie es nicht, beides unter einen Hut zu bringen, vielleicht dabei auch noch erfolgreich zu sein, fühlen sich viele unmodern, gar als Versagerinnen. Sie stellen an sich selbst diese Erwartung, was oft zu überhöhten Ansprüchen führt und zu einem enormen inneren Druck.

Die Befunde der Studie passen zum öffentlichen Bild. Die sogenannten »Powerfrauen« (Typ 1), die sich durch ihr offensives, leistungsorientiertes Wesen auszeichnen, geben eine höhere Lebenszufriedenheit an als die anderen drei Frauen-Typen. Frauen, die der Ansicht sind, die gesellschaftlichen Erwartungen mit allem, was Frauen heute leisten müssen und sollen, nicht zu erfüllen, geben eine geringere Lebenszufriedenheit an.

Das betrifft ganz besonders die Jüngeren, bei den Älteren wirkt sich das jeweilige Frauenselbstbild nicht mehr so deutlich auf die Zufriedenheit in den verschiedenen Lebensbereichen aus. Diskrepanzen oder Ambivalenzen zwischen tradierten und neuen Rollenerwartungen führen bei einer großen Gruppe der jüngeren Generation zu einem Rollenstress mit Beeinträchtigungen ihrer Lebensqualität.

Teil III

Zusammenfassung – abschließender Diskurs

Welche Rolle spielt das Selbstbild und die Rollenorientierung von Frauen heute für Gesundheit und Lebensqualität?

Das Frauenbild in der Gesellschaft wandelt sich dramatisch. Aus diesem Grund ist in dieser Studie der Versuch unternommen worden, das derzeitige Frauenselbstbild genauer zu untersuchen und Zusammenhänge zu gesundheitsrelevanten Faktoren herzustellen. Wenn wir über Frauengesundheit, Lebensqualität, Befindlichkeit oder auch über ein tabuisiertes Thema wie Sexualität sprechen, wird die Individualität, die psychosoziale Situation und der gesellschaftliche Kontext häufig zu wenig berücksichtigt.

In **Kapitel 1** wird die soziodemographische Lage von 10.241 befragten Frauen ausführlich dokumentiert, dazu gehören Bildungsstand, der Anteil der Erwerbstätigen als auch die durchschnittliche Kinderanzahl. Die erhobenen Daten bestätigen die Tatsache, dass in Bezug auf die Vereinbarkeit Familie und Beruf Deutschland ein Entwicklungsland darstellt. Die Wahlfreiheit, ob Krippe, Tagesmutter oder Ganztagsschule gibt es in Deutschland nur in einem geringen Ausmaß. Es fehlt an flächendeckenden Angeboten, die Betreuungskosten sind hoch. Erziehungsarbeit ist überwiegend Frauensache. Das macht sich dann auch für Frauen bei der Rentenvorsorge bemerkbar. Wer lange Zeit beruflich wegen der Kinder pausiert hat und aufgrund von Teilzeittätigkeit weniger in die Rentenkasse eingezahlt hat, hat später auch einen geringeren Anspruch auf Versorgungsleistungen. Eine Kapitalvorsorge – sprich private Altersvorsorge – können wiederum kinderlose Personen besser als die Kinderreichen, weil sie weniger ausgeben müssen und in der Regel mehr verdienen.

Wir können feststellen, dass Frauen in Deutschland über einen hohen Ausbildungsstand (Bildungsgrad) verfügen, dieser wird jedoch gesellschaftlich betrachtet nicht genügend genutzt. Es gibt derzeit mit steigender Tendenz immer mehr deutsche Frauen mit höherem Bildungsstand, die keine Kinder haben, oder wie sich feststellen lässt, hat diese Gruppe insgesamt weniger Kinder. Es lässt sich zudem beobachten, dass mit steigender Kinderzahl der Anteil der voll-erwerbstätigen Frauen kontinuierlich abnimmt, wobei es noch einen signifikanten Ost-West-Unterschied gibt. Die Vereinbarkeit Familie und Beruf muß gesellschaftlich stärker unterstützt werden, da auch beruflich eine immer größere Flexibilität gefordert ist. Kinder zu bekommen muß darüber hinaus in Deutschland wieder an Wert gewinnen und für Frauen attraktiv sein, dazu gehört auch, ein kinderfreundlicheres Klima in diesem Land zu bewirken.

Es konnte nicht valide genug die Gruppe der **Alleinerziehenden** ausgewertet werden: hier müssten ebenso die vielen Formen der Alleinerziehung berücksichtigt werden, inwieweit es Unterstützung durch den Vater gibt, wie die Finanzlage der Familie sich darstellt, die persönliche Lage, ob gewollt/ungewollt alleinerziehend usw. Ebenso gibt es ganz viele »Quasi-Alleinerziehende Mütter«, wo die Väter physisch und/oder psychisch abwesend sind.

Kapitel 2 behandelt die Rollenorientierung und damit das Selbstbild von Frauen. Die Geschlechtsrollen sind seit den 50er Jahren flexibler geworden. Frauen verfügen heute im Gegensatz zu früheren Generationen über ganz andere Freiheiten, ihr Leben selbstbestimmter zu gestalten. Doch Freiheit ist auch anstrengend und die Rollenvielfalt stellt für viele eine Überforderung dar, denn die traditionellen Rollenerwartungen bestehen weiter. Bei einigen Frauen lässt sich ein Geschlechtsrollen-Stress beobachten, wenn es zu einer Diskrepanz zwischen heutigen gesellschaftlichen Anforderungen und dem eigenen Selbstbild kommt.

Heute sind Frauen mit einer neuen gesellschaftlichen Norm konfrontiert, die die Berufstätigkeit für die Frau vorsieht. Viele Frauen sind der Ansicht, wenn sie es nicht schaffen, beides unter einen Hut zu bringen, sind sie unmodern, gar unfähig. Sie stellen an sich selbst diese Erwartung, was oft zu überhöhten Ansprüchen führt und zu einem enormen inneren Druck. Schaffen sie diesen Spagat nicht, fühlen sich einige als Versagerinnen. Diesen Punkt betreffend verhalten Frauen sich heute untereinander sehr unsolidarisch. Die »Nicht-Berufstätige« missachtet zuweilen die Berufserfolgsfrau, die sich nicht genügend um ihre Kinder kümmert, und umgekehrt.

Auch gesellschaftlich wird die Berufstätigkeit von Müttern wenig gefördert und unterstützt, das betrifft ebenso die fehlende gesellschaftliche Anerkennung für den teilzeitarbeitenden Mann oder Hausmann.

Während viele jüngere Frauen in ihrer Selbstdarstellung und zuweilen Selbstinszenierung nach außen wie Bollwerke des Selbstvertrauens wirken, lässt sich andererseits beobachten, dass sie innerlich oft von Selbstzweifeln und einer inneren Unsicherheit geprägt sind. Manche sind trotz beruflichen Erfolges vielleicht sogar stärker von Zweifeln an den eigenen Fähigkeiten und an ihrem Selbstwert geprägt als die Generation ihrer Mütter.

Vielleicht haben wir es mit einer veränderten Haltung zu tun, die sich in der Persönlichkeit und dem psychischen Wohlbefinden bei den jüngeren Frauen niederschlägt und mit eine Erklärung darstellt, warum das psychische Wohlbefinden der Jüngeren laut Ergebnissen der Studie so deutlich schlechter ausfällt als das der älteren Generation: stärkere Selbstzweifel, eine eher diffuse Unsicherheit und Zweifel an den eigenen Fähigkeiten, eine Art Haltung, alles in Frage zu stellen, v.a. sich selbst im gesamten Handeln und in seinen Gefühlen. Diese Form des Selbsterlebens unterscheidet meines Erachtens elementar die jüngere von der älteren Generation.

In der Studie ließen sich vier Frauen-Typen finden: Paula – die Power-Frau, Norma – die anpassungsfähige-normenorientierte Frau, Lena – die ambivalente Frau und Elsa – die defensiv-traditionelle Frau. Natürlich ist jede einzelne Frau ein Individuum und lässt sich nicht so einfach einem Typ zuordnen. Die Typologie soll so verstanden werden, dass ausschlaggebend ist, welche Rollenorientierung und welches Selbstbild bei einer Frau im Vergleich zur anderen überwiegt.

Die Befunde der Studie passen zum öffentlichen Bild, nach dem es den sogenannten »Powerfrauen«, die sich durch ihr offensives, leistungsorientiertes Wesen auszeichnen, körperlich und psychisch besser geht als den drei anderen Frauen-Typen. Es sind vermutlich diejenigen, die über ein stabileres Selbstvertrauen und eine bessere Selbstbehauptung verfügen. Wenn Frauen zukünftig im Berufsleben auch in höheren Positionen stärker vertreten sein wollen, ist sicher auch eine notwendige Bedingung, dass sie sich vergleichbar den Männern ebenso gut selbst behaupten können. Diese »instrumentellen« Fähigkeiten sind in den verschiedensten Lebensbereichen vonnöten: in der Berufswelt in besonderem Ausmaß, aber eben auch im privaten Bereich, in der Familie und in der Partnerschaft. Eine Frau, die sich für ihre Familie »aufopfert« und nicht weiß, wie sie ihre eigenen Bedürfnisse durchsetzen kann, wird möglicherweise eher psychisch leiden als eine Frau, die ihren eigenen Standpunkt gegenüber ihrer Familie vertreten kann. Laut Studie fühlten sich die Frauen sowohl körperlich als auch psychisch schlechter, die meinten, angepasster zu sein, sich ambivalent in ihrer Rollenorientierung zeigten oder sich noch überwiegend an traditionellen Rollenmustern orientierten.

Kapitel 3 befasst sich mit dem Konsultations- und Vorsorgeverhalten. Die Studie bestätigt, dass Frauen generell häufig zum Arzt gehen. Die hohe Frequenz an Arztbesuchen birgt Vor- und Nachteile. Zum einen können gesundheitliche Probleme frühzeitig erkannt und behandelt werden, zum anderen ist auch denkbar, dass Frauen dadurch häufig überbehandelt (mehr Medikamente) oder fehlbehandelt (mehr psychosomatische Diagnosen) werden.

Interessant war die Frage, inwieweit es einen Zusammenhang zwischen dem Frauenselbstbild und dem Konsultationsverhalten gibt. Es zeigte sich, daß nur bei den > 40-jährigen Frauen ein Zusammenhang bestand. Mit zunehmendem Alter waren es die weniger leistungsorientierten Frauen, die häufiger einen Arzt konsultierten. Bei den Jüngeren spielte das Selbstbild der Frauen in bezug auf die Arztkonsultationen keine wesentliche Rolle, andere Faktoren, die direkt mit Krankheit und Gesundheit assoziiert sind, werden hier ausschlaggebend sein.

Ein gewisser Selektionseffekt in Bezug auf die Zusammensetzung der Stichprobe lässt sich scheinbar nicht ausschließen. Die gesamten Auswertungen speziell in diesem Kapitel deuten auf einen positiven Stichproben-Selektionseffekt hin. Beispielsweise behauptet die Mehrzahl der Frauen, regelmäßig (1mal pro Jahr) einen Frauenarzt aufzusuchen. Das Problem, welches wir aus anderen Studien wissen, dass gerade ältere Frauen immer seltener regelmäßig einen Frauenarzt aufsuchen, deutet sich in den Ergebnissen nur tendenziell an.

Ein in letzter Zeit öffentlich geführter Diskurs im Themenbereich Frauengesundheit ist die Diskussion um das Mammographie-Screening. Sehr lange haben die Entscheidungsträger in der Gesundheitspolitik in Deutschland mit der Einführung des Mammographie-Screenings nach den EU-Richtlinien gewartet. Durch die Einführung eines Mammographie-Screenings – qualitätsgesichert nach den EU-Leitlinien und unter der Voraussetzung, dass mindestens 70% in der Altersgruppe 50–69 Jahre alle 2 Jahre teilnehmen, könnte die Mortalitätsrate gesenkt werden. In unserer Studie war ein erstaunlich hoher Anteil (über 70%) an Frauen über 40, die angegeben hatten, jemals zu einer Mammographie gegangen zu sein. Diese Zahlen passen zu dem hohen Anteil an Frauenarztbesucherinnen.

Zu den Brustkrebs-Früherkennungsuntersuchungen gehört auch das fachgemäße Brustabtasten. Zwei Drittel aller Frauen geben hierfür ausschließlich ihren Gynäkologen an. Selbstuntersuchungen nehmen laut den Ergebnissen der Studie die Frauen nur in einem sehr geringen Umfang vor. Hier wäre Aufklärungsarbeit und Hilfen wie Broschüren mit einfachen Handlungsanweisungen von Nöten, aber vor allem Motivationsarbeit bei den Frauen zu leisten, Selbstuntersuchungen zukünftig richtig und häufiger vorzunehmen.

In **Kapitel 4** werden Ergebnisse zur Reproduktivität und zum Kontrazeptionsverhalten dargestellt. Obwohl die Mehrheit der Frauen über 35 mit Partner und Nachwuchs lebt, gibt es eine steigende Anzahl kinderloser Frauen und Frauen mit nur einem Kind siehe am Beispiel der jüngeren Paula, insbesondere bei Frauen mit hohem Bildungsabschluß. Dieses Ergebnis verdeutlicht nur zu gut, wie wichtig es ist, familien-freundlichere Arbeitsmodelle und konkrete Arbeitsbegingungen zu schaffen, bei denen Familie und Beruf besser miteinander zu vereinbaren sind. Gerade auch für gut ausgebildete Frauen sollte immer mehr die Möglichkeit bestehen, Kinder nicht als Karrierefalle zu erleben, sondern auch mit Kindern Karriere machen zu können und in Führungspositionen zu gelangen.

Ein weiteres Ergebnis, welches direkt mit der Wende und dem soziokulturellen Wandel in den neuen Bundesländern assoziiert ist, ist der **hohe Anteil** an Schwangerschaftsabbrüchen bei den 35 bis 55-jährigen Frauen aus den neuen Bundesländern. Eine bedeutsame medizinpsychologische Forschungsfrage wäre, genauer zu untersuchen, wie dieses Ereignis individuell innerhalb der weiblichen Biographie langfristig verarbeitet wird, inwieweit Gesundheit und Lebensqualität der Frauen von diesem Ereignis betroffen sind.

Darüber hinaus ließ sich ein tendenzieller Zusammenhang zwischen dem Frauenselbstbild und einer erhöhten Abbruchrate feststellen. Lena – die »Ambivalente« und Elsa – die »Traditionell-Defensive« hatten insgesamt häufiger von allen Frauen einen Abbruch vornehmen lassen.

Bei den Verhütungsmethoden gehört die Pille nach wie vor zu den am häufigsten angewandten Kontrazeptiva, besonders häufig wird sie von der jüngeren Paula bevorzugt – leistungsorientiert und offensiv mit einer geringen Anzahl an Kindern. Die < 40-jährigen Pillenanwenderinnen geben im Vergleich zu den Nicht-Anwenderinnen signifikant weniger sexuelle Defizite, eine höhere sexuelle Lust und ein besseres sexuelles Wohlbefinden an. Diese gefundenen Unterschiede müssen jedoch nicht auf die Wirkung der Pille zurückgeführt werden, sondern können stärker mit der Anwendung der Pille als ein zuverlässiges Kontrazeptivum erklärt werden. Möglich ist genauso, dass die sexuell interessiertere und aktivere Frau häufiger die Pille nachfragt.

Zahlreiche Antworten auf eine offen gestellte Frage zu den persönlichen Erfahrungen mit der Pille geben uns Hinweise darauf, dass ca. 10–20% der Pillenanwenderinnen ihre Regelblutungen zeitweise oder auch dauerhaft verschieben bzw. unterdrücken, z.T. wegen Urlaub, Geschäftsreise, Sport, Examen oder aus Gründen der Hygiene. Diese Motive gilt es genauer zu untersuchen, ebenso die Tatsache, inwieweit dies einem steigenden Trend entspricht, gänzlich auf die Regelblutung verzichten zu können und bereit zu sein, mithilfe der Pille die Blutungen zukünftig häufiger zu unterdrücken oder gar einzudämmen.

Eine eindrucksvolle Zahl bei der Analyse der verwendeten Verhütungsmethoden ist der hohe Anteil an sterilisierten Frauen (21% bis zum 49. Lebensjahr); m.E. gibt es kaum wissenschaftliche Studien darüber, wie sich die Sterilisation langfristig auf das körperliche, psychische und sexuelle Wohlbefinden und die allgemeine Lebensqualität einer Frau auswirkt. Derartige Fragestellungen lassen sich nur in einer als Längsschnitt angelegten Studie klären.

Kapitel 5 behandelt das Thema Medikamentengebrauch und die Anwendung von Hormonen. Die Ergebnisse der Studie bestätigen das Problem eines hohen Arzneimittelgebrauches, aber auch das einer Medikalisierung körperlicher Umbruchphasen wie der Wechseljahre bei Frauen im mittleren Alter.

Laut eigenen Angaben nimmt eine von ca.5 Frauen über einen bestimmten Zeitraum ihres Lebens Beruhigungs- oder Schlafmittel sowie stimmungsbeeinflussende Mittel, Psychopharmaka. Es ist allgemein bekannt, dass Frauen beispielsweise psychisch wirkende Arzneimittel häufiger als Männer verschrieben bekommen. Es stellt sich die Frage, ob schon bei der Diagnose nach unterschiedlichen Kriterien vorgegangen wird:

- Frauen werden insgesamt älter als Männer und suchen häufiger eine Ärztin oder einen Arzt auf. Bekommen sie dadurch auch mehr Medikamente verordnet?
- Werden bei Frauen schneller psychosomatische Ursachen vermutet als bei einem Mann und demzufolge werden ihnen mehr beruhigende Psychopharmaka verordnet?
- Oder bewältigen Frauen Stress, Angst und Alltagsprobleme einfach anders, häufig mit Medikamenten, die sie bereitwillig »schlucken«?

Frauen im mittleren Lebensalter scheinen von der Medikalisierung besonders betroffen: bei einer ganz bestimmten Definition der Wechseljahre als Hormonmangelkrankheit und der daraus resultierenden Verschreibung von Hormonpräparaten zur Behandlung von Beschwerden und zur Prävention bestimmter Erkrankungen als auch bei der Verordnung von Psychopharmaka und Schlafmitteln, die häufig vor dem Hintergrund der vermeintlich inadäquaten Bewältigung von Lebenskrisen eingesetzt werden. Zuweilen sind wir Frauen jedoch nicht nur Opfer der Medikalisierung, sondern fordern diese aktiv ein, weil wir uns eine Verbesserung unserer gesundheitsbezogenen Lebensqualität wünschen und eine rasche Problemlösung.

Fast jede zweite Frau laut dieser Auswertung hat über längere Zeit Hormone verwandt. Es konnte gezeigt werden, dass es neben vielen anderen Motiven u.a. auch von ihrem Selbstbild abhängt, inwieweit eine Frau sich kritischer zu diesem Angebot verhält oder nicht. Bei vielen ist ein Bedürfnis nach Verantwortungsabgabe an die Ärzteschaft vorhanden. Wichtig bei der Entscheidung zur HRT ist die exakte Abwägung des Für und Wider auf Grund der jeweils neuesten Erkenntnisse. Dazu müssen Frauen stärker befähigt werden, auf der Basis »informierter Entscheidungen« eine aktive Haltung bei der Behandlung und Bewältigung ihrer Beschwerden einzunehmen.

Die längere Lebensdauer erhöht den Anspruch nach mehr Lebensqualität im Alter, wozu auch der Wunsch nach einem uneingeschränkten Sexualleben gehört. Viele Frauen wünschen sich auch mit zunehmendem Alter, für den Partner anhaltend sexuell anziehend zu bleiben. Dieses Bedürfnis einiger Frauen deutet sich in den Studienergebnissen an, wonach die >55-jährigen HRT-Anwenderinnen mehr sexuelle Lust und ein besseres sexuelles Wohlbefinden angaben als die Frauen, die kein Hormonpräparat verwenden.

Wir alle wollen möglichst alt werden, aber nicht alt sein. Alt sein wird in unserer Gesellschaft verbunden mit Defiziten, Abbau, Degeneration, Verlust an Attraktivität und Erotik, Krankheiten, Hilfsbedürftigkeit, sprich: einer Verschlechterung der Lebensqualität. Dieses Phänomen verführt geradewegs dazu, mit zunehmendem Alter offener für diverse medikamentöse Angebote zu sein, die Versprechungen machen, die Lebensqualität im Alter zu erhalten oder gar zu verbessern.

Kapitel 6 führt die in der Befragung ermittelten Frauenleiden wie beispielsweise Regelstörungen, aber auch die genannten körperlichen Erkrankungen und gynäkologischen Probleme auf. Etwa die Hälfte aller Frauen erlebt ihre »Tage« von Zeit zu Zeit als sehr schmerzhaft und beeinträchtigend – häufig bis über Jahre –, sie fühlen sich dann in ihrer Arbeitsfähigkeit, in ihrem Lebensrhythmus und in ihrer gesamten Lebensqualität eingeschränkt. Es gilt ein größeres Bewusstsein dafür zu schaffen, was den Frauen hilft und wie sie damit fertig werden.

Öffentlich sowie in Fachkreisen wurde bisher bereits öfters über die hohe Anzahl an durchgeführten Hysterektomien kontrovers diskutiert. In der Gesamtstichprobe (N = 10.241) wurden 13,5% aller Frauen ermittelt, bei denen die Gebärmutter entfernt wurde. Die Ergebnisse der Studie zeigen jedoch, dass insbesondere Frauen > 50 Jahre von einer solchen operativen Maßnahme betroffen sind. Hier ist es fast jede Dritte, die angegeben hatte, dass ihr die Gebärmutter entfernt worden ist. Aus den neuen Bundesländern berichteten andererseits auch mehr jüngere (**<50-jährige**) Frauen über diesen Eingriff. Darüberhinaus konnten soziale Faktoren gefunden werden, wie signifikant mehr Erwerbslose und Frauen mit niedrigerem Bildungsstand in der Gruppe der hysterektomierten Frauen. Die genauen Gründe für die Durchführung einer Hysterektomie wurden nicht separat ermittelt.

Als Kritik an der Konzeption der Basisbefragung muß leider an dieser Stelle gesagt werden, dass nur die körperlichen und nicht die psychischen Erkrankungen gesondert erhoben wurden.

Zu den altersabhängigen körperlichen Erkrankungen, die teilweise sprunghaft mit dem Alter zunehmen, zählen die entzündlichen Gelenk- oder Wirbelsäulenerkrankungen (chronische Polyarthritis, rheumatoide Arthritis, Rheuma), Arthrosen, Osteoporose, Bluthochdruck, Durchblutungsstörungen am Herzen (Verengung der Herzkranzgefäße, Angina pectoris), Krampfadern sowie Durchblutungsstörungen an den Beinen (arterielle Verschlusskrankheiten). In der Bluthochdruck-Gruppe fanden sich soziale Unterscheidungsmerkmale. Der Bluthochdruck wurde häufiger von den Erwerbslosen und Frauen mit niedrigerem Bildungsstand angegeben.

Erstaunlicherweise wurden keine bedeutsamen Zusammenhänge zu den vier Frauen-Typen gefunden, was erklärt, dass das Auftreten der hier erfassten Krankheiten, Beschwerden oder operativen Eingriffe von anderen, eher medizinisch relevanten Faktoren abhängt als von den hier erfassten psychologischen Faktoren. Eine Ausnahme bildete die Erkrankung des Bluthochdrucks: die beiden Frauentypen Paula > 45 Jahre – Typ Powerfrau – als auch Lena > 45 Jahre – Typ indifferent-ambivalent – gaben signifikant häufiger als die anderen beiden Frauentypen den Bluthochdruck als körperliche Erkrankung an. Dieser Befund deutet auf mögliche psychosomatische Zusammenhänge hin, dass Paula ihr Leben nicht ganz stressfrei gestaltet hat und die erhöhte Neigung zum Bluthochdruck als Symptom zu betrachten ist hingegen Lena eher zu einer psychischen Problemgruppe gehört, die auf Belastungen im Leben vermutlich mit zu wenig effizienten Coping-Strategien reagieren konnte.

Kapitel 7 ist dem Thema Sexualität gewidmet, einem in Forschungsansätzen selten behandeltem und tabuisiertem Forschungsfeld. Ein Ergebnis muß stärker reflektiert werden, dass nahezu 50% aller Frauen (jede Zweite) angegeben haben, ihre sexuellen Erlebnisse entsprechen nur teilweise, kaum oder gar nicht ihren eigentlichen Bedürfnissen. Der Versuch, einen Einblick in den Intimitätsbereich zu bekommen, eröffnet dem Betrachter oft ganz neue Sichtweisen einer Paarbeziehung. Was den Emanzipationsprozeß von Frauen betrifft kann es zwar sein, dass Frauen sexuell selbstbewusster auftreten, sich jedoch nicht dementsprechend verhalten. Heute werden Frauen mit Rollenerwartungen und Idealforderungen konfrontiert wie »Du bist keine moderne Frau, wenn du nicht auch in sexueller Hinsicht selbstbewusst auftrittst.« Damit ist beispielsweise gemeint, offen über die eigenen sexuellen Wünsche und Bedürfnisse zu reden. Manche fühlt sich auch hier möglicherweise überfordert. Es scheint auch den jüngeren Frauen schwer zu fallen, hier eine aktivere Rolle zu übernehmen. Möglicherweise spielen hier verschiedene Formen von Ängsten eine Rolle:

- die Angst, gegen tradierte Rollenvorstellungen zu verstoßen
- die tief verwurzelte Angst vor dem eigenen weiblichen Begehren
- die Angst vor Liebesverlust, wenn man sehr aktiv ist
- die Angst vor Ablehnung durch den Partner.

Das sexuelle Wohlbefinden und die Lust nimmt zwar mit dem Alter ab, ist jedoch stark auch von anderen Faktoren wie beispielsweise die Partnerschaftsdauer abhängig. Durch die gestiegene Unabhängigkeit der Frau und dem Wertewandel in Partnerschaften kommt es häufiger zu Trennungen und es folgt möglicherweise dann das Eingehen einer neuen Partnerschaft auch bei den über 50-Jährigen. Das hat zur Folge, dass die Sexualität auf eine neue Weise erlebt wird

Die Abnahme der Libido sollte demnach stärker in partnerschaftlichen und psychosozialen Zusammenhängen wie Abnutzungserscheinungen und Versandungen in langanhaltenden Beziehungen diskutiert werden, auch die Zunahme gesundheitlicher Probleme beim Mann spielen eine wichtige Rolle als nur die körperlichen (hormonellen Veränderungen) Faktoren bei der Frau in Betracht zu ziehen.

Insgesamt zeigte sich in der Studie, dass Frauen, die ihre Sexualität positiver und zufriedenstellender erleben, auch ihre gesamte gesundheitsbezogene Lebensqualität besser beurteilen. Dabei bleibt die Frage nach der Kausalrichtung offen.

Das letzte **Kapitel 8** beschäftigt sich mit der allgemeinen Lebenszufriedenheit von Frauen und erneut mit der Kernfrage der Studie: Welche Rolle spielt dabei die Rolle?

Am wenigsten zufrieden waren alle befragten Frauen mit ihrer finanziellen Lage. Allerdings geben die > 40-Jährigen dazu noch eine eher geringe Zufriedenheit mit ihrer eigenen Gesundheit an.

Es zeigte sich, dass die Jüngeren sehr viel unzufriedener mit ihrer Arbeitssituation bzw. Hauptbeschäftigung sind als die Älteren. Die Gründe hierfür lassen sich in den derzeit schlechten Bedingungen auf dem Arbeitsmarkt – gerade für die jüngere Generation – suchen, es kann aber auch an der Lebensphase liegen – noch überwiegend kleine Kinder zu haben, dadurch mehr Streß und das Problem der Doppelbelastung, Familie und Beruf oftmals nicht zufriedenstellend vereinbaren zu können. Hier lässt sich auch diskutieren, inwieweit heute manche jüngere Frau gerne der Familie den Vorrang gäbe, sie aber meint, den derzeitigen Rollenerwartungen Folge leisten zu müssen. Früher wurde die Berufstätigkeit der Frau unterdrückt, heute steht die Frau unter einem inneren und äußeren Druck (Leistungs- und zuweilen Erfolgsdruck).

Es gab keine signifikanten Altersunterschiede in Bezug auf die Einschätzung der allgemeinen Lebenszufriedenheit, der familiären Situation oder der Beziehungen zu Nachbarn, Freunden und Bekannten. Diese Lebensbereiche scheinen altersunabhängig von der individuellen Lebenssituation einer Frau wie beispielsweise eine gerade erfolgte Trennung vom Partner oder Probleme mit den Kindern beeinflusst zu werden.

Welche Rolle spielt nun dabei die Rollenorientierung?

Die Powerfrauen geben auch hier die höchste Lebenszufriedenheit an. Dabei lässt sich feststellen, dass das Frauenselbstbild bei den Jüngeren (< 40-Jährigen) einen viel stärkeren Einfluß ausübt, was die Zufriedenheit in den verschiedenen Lebensbereichen betrifft als bei den Älteren (> 40-Jährigen). Das, was wir meinen, wer wir sind, scheint im Sinne des »impression management« (Selbstdarstellung) für die jüngeren Frauen wichtiger zu sein und eine viel größere Rolle zu spielen. Die Form der Selbstdarstellung kann sowohl durch ein hohes oder geringes Selbstwertgefühl beeinflusst sein als auch eine selbstwertsteigernde Wirkung haben. Besonders deutlich wurde das beim defensiv-traditionellen Frauentyp < 40 Jahre und ihrer geringen Zufriedenheit mit ihrer Arbeitssituation bzw. Hauptbeschäftigung.

Die sogenannten »Powerfrauen«, die sich durch ihr offensives, leistungsorientiertes Wesen auszeichnen, geben eine höhere Lebenszufriedenheit an als die anderen drei Frauen-Typen. Frauen, die meinen, die derzeit geltenden normativen gesellschaftlichen Erwartungen nicht zu erfüllen, berichten über eine geringere Lebenszufriedenheit. Diskrepanzen oder Ambivalenzen zwischen tradierten und neuen Rollenerwartungen führen bei einer großen

Gruppe der jüngeren Generation scheinbar zum Rollenstreß mit Beeinträchtigungen ihrer gesamten Lebensqualität. Obwohl den Frauen heute alle Türen offen stehen, ist andererseits Freiheit auch anstrengend und die Rollenvielfalt stellt für viele eine Überforderung dar.

Die jüngere Frau steht zunehmend im Konflikt zwischen diesen beiden »Welten«: äußere Erwartungen, die an sie gestellt werden wie die Orientierung an neuen Rollenmustern und Fragmente alter Rollenmuster, die noch durch das Verhalten ihrer Vorbilder (in der Regel sind es die Mütter) in ihr nachwirken.

Es konnten nur einige Zusammenhänge zwischen den hier gefundenen Frauenselbstbildern und der gesundheitsbezogenen Lebensqualität aufgezeigt werden; es ist wichtig, solche Untersuchungen fortzusetzen wegen der noch vielen nicht beleuchteten Fragen zur Frauengesundheit und Lebensqualität auf dem Hintergrund des gesellschaftlichen Wandels und den veränderten Lebensbedingungen und neuen Lebenswelten für Frauen.

Anhang

A Basisbefragung

Studie zur Frauengesundheit

Bitte Zutreffendes ausfüllen bzw. ankreuzen!

Wann wurden Sie geboren? ☐☐☐☐☐☐
Tag / Monat / Jahr

Schwangerschaft / Verhütung

Sind Sie derzeitig schwanger?
Ja ☐ Nein ☐ Ich weiß nicht ☐

Waren Sie jemals davor schwanger?
Ja ☐ Nein ☐ ⇒ Bitte fahren Sie fort mit Frage 12

Wieviele Schwangerschaften haben Sie mit der Geburt eines lebenden Kindes beendet?
☐☐ Anzahl der Schwangerschaften ☐ Keine

Geben Sie bitte den Monat und das Jahr der Geburt Ihres/r Kindes/r an:

____

____

Endete/n eine oder mehrere Ihrer Schwangerschaften mit der Geburt eines toten Kindes?

Ja ☐ Nein ☐ Wenn JA, wann ______________________

Endete/n eine oder mehrere Ihrer Schwangerschaften mit einer Fehlgeburt?

Ja ☐ Nein ☐ Wenn JA, wann ______________________

Hatten Sie jemals eine Eileiter - oder Bauchhöhlenschwangerschaft?

Ja ☐ Nein ☐ Wenn JA, wann ______________________

Beendeten Sie eine oder mehrere Ihrer Schwangerschaften mit einem Schwangerschaftsabbruch?

Ja ☐ Nein ☐

Haben Sie jemals Ihr/e Kind/er gestillt?

Ja ☐ Nein ☐

Wie alt waren Sie, als Sie das erste Mal gestillt haben? ☐☐ Jahre

Wieviel Wochen oder Monate haben Sie insgesamt gestillt, wenn Sie die Stillzeiten bei all Ihren Kindern zusammenzählen?

☐☐ Wochen oder ☐☐ Monate

Haben Sie jemals die „Antibaby-Pille" (auch als Spritze) genutzt (zur Schwangerschaftsverhütung oder auch aus anderen Gründen wie z.B. bei Akne, Regelstörungen usw.)?

Ja ☐ Nein ☐

Wie alt waren Sie, als Sie begonnen haben, die „Antibaby-Pille"/Spritze zu nutzen?

☐☐ Jahre Ich weiß nicht ☐

Nutzen Sie zur Zeit die „Antibaby-Pille"/Spritze?

Ja ☐ Nein ☐

Welche persönlichen Erfahrungen haben Sie mit der Einnahme der „Antibaby-Pille"/Spritze gemacht?

Wie lange haben Sie insgesamt die „Antibaby-Pille"/Spritze zur Schwangerschaftsverhütung oder aus anderen Gründen genutzt?
Falls Sie die Pille/Spritze weniger als ein Jahr genutzt haben, geben Sie bitte die Zahl der Monate an.

☐☐ Jahre ☐☐ Monate Ich weiß nicht ☐

Wenn Sie derzeit keine „Antibaby-Pille"/Spritze nutzen, wie alt waren Sie, als Sie aufgehört haben, die „Antibaby-Pille"/Spritze zu nutzen?

☐☐ Jahre Ich weiß nicht ☐

Haben Sie jemals zur Verhütung einer Schwangerschaft nach ungeschütztem Geschlechtsverkehr die sogenannte „Pille danach" (z.B. Tetragynon) genommen bzw. Injektionen erhalten?

Ja ☐ Nein ☐ Ich weiß nicht ☐

Wie oft haben Sie die „Pille danach" angewendet?

☐☐ Anzahl Ich weiß nicht ☐

Wie alt waren Sie, als Sie die „Pille danach" das erste Mal angewendet haben?

☐☐ Alter Ich weiß nicht ☐

Haben Sie jemals andere Methoden zur Schwangerschaftsverhütung angewendet?

Ja ☐ Nein ☐ Ich weiß nicht ☐

⇓

Wenn Ja, welche (z.B. Temperaturmethode, Kondom, Spirale) **und wann?**____________________

____

Regelblutung

Wie alt waren Sie, als Sie das erste Mal eine Regelblutung hatten?

☐☐ Jahre   Ich weiß nicht ☐

Ich habe niemals eine Regelblutung gehabt ☐ ⇒ **Bitte fahren Sie fort mit Frage 26**

Haben Sie noch Ihre Regelblutung?

Ja, ich habe noch monatliche Regelblutungen.................................. ☐

Ich bin nicht sicher, die Blutungen sind unregelmäßig .... ☐

Blutungen sind unter Hormonpräparaten wieder aufgetreten .... ☐

Nein, die monatlichen Regelblutungen haben dauerhaft aufgehört . ☐ → Wann?__________

Haben Sie jemals Probleme mit Ihrer monatlichen Regelblutung gehabt?
Wenn JA, welche, wie oft und wann?

	Häufigkeit des Auftretens				Zeitpunkt des Auftretens	
	Nie	Selten	Häufig	Über Jahre	Von (Jahr)	Bis (Jahr)
sehr starke Blutungen	☐	☐	☐	☐	______	______
sehr geringe Blutungen	☐	☐	☐	☐	______	______
stark unregelmäßige Blutungen	☐	☐	☐	☐	______	______
keine Blutungen	☐	☐	☐	☐	______	______
schmerzhafte Blutungen	☐	☐	☐	☐	______	______
Zwischenblutungen	☐	☐	☐	☐	______	______
Andere	☐	☐	☐	☐	______	______

↓
(Bitte erläutern)______________________________

Wurde bei Ihnen durch eine/n Ärztin/Arzt Blutarmut (Anämie) festgestellt?

Ja ☐ ⇒ Wann ☐☐☐☐ (Monat/Jahr) Nein ☐ Ich weiß nicht ☐

Wurden Sie deswegen behandelt?

Ja ☐ Nein ☐

⇓

Womit wurden Sie behandelt?

____

Hormonersatztherapie / Wechseljahre

Haben Sie jemals Hormonpräparate, d.h. weibliche Geschlechtshormone (Östrogene, Gestagene) im Zusammenhang mit den (bevorstehenden) Wechseljahren oder nach Entfernung beider Eierstöcke genommen?

Ja ☐ Nein ☐ Ich weiß nicht ☐

Trifft nicht zu ☐

Aus welchem Grund haben Sie diese/s Hormonpräparat/e genommen?
(Bitte kreuzen Sie in jeder Zeile das Zutreffende an.)

		Ja	Nein
1.	Aufgrund von Wechseljahrbeschwerden (Hitzewallungen u.ä.)	☐	☐
1a.	Haben sich die Beschwerden durch die Behandlung gebessert? deutlich ☐ wenig ☐ nein ☐		
2.	Wegen Beschwerden im Urogenitalbereich (Harnweg/Scheide).........	☐	☐
2a.	Haben sich die Beschwerden durch die Behandlung gebessert? deutlich ☐ wenig ☐ nein ☐		
3.	Zur Behandlung der Osteoporose	☐	☐
3a.	Haben sich die Beschwerden durch die Behandlung gebessert? deutlich ☐ wenig ☐ nein ☐		
4.	Zur Verhütung der Osteoporose..	☐	☐
5.	Zur Verhütung von Herz-Kreislauf-Erkrankungen..........................	☐	☐
6.	Andere Gründe.. Bitte erläutern:	☐	☐

____

In welcher Form wurde/n das/die Hormonpräparat/e verabreicht?
(Mehrfachnennungen sind möglich)

(a)	Tabletten, Dragees, Kapseln	☐	(d) Spritzen	☐
(b)	Pflaster	☐	(e) Tropfen	☐
(c)	Zäpfchen, Creme, Gel	☐	(f) beschichteter Vaginalring	☐

Wie alt waren Sie, als Sie begonnen haben, Hormonpräparate zu nehmen?

☐☐ Jahre

Nehmen Sie Hormonpräparate noch heute?

Ja ☐ **Bitte fahren Sie fort mit Frage 32** Nein ☐

Wie alt waren Sie, als Sie aufgehört haben, Hormonpräpate zu nehmen?

☐☐ Jahre

Wie lange haben Sie insgesamt Hormonpräparate genommen?

☐☐ Jahre ☐☐ Monate Ich weiß nicht ☐

Gesundheitszustand/-vorsorge

Wenn Sie sich mit Frauen Ihres Alters vergleichen, wie würden Sie folgende Gesundheitsbereiche einschätzen?

	Ausgezeichnet	Sehr gut	Gut	Zufrieden-stellend	Schlecht
1. Ihren körperlichen Gesundheitszustand	☐	☐	☐	☐	☐
2. Ihre Vitalität/Aktivität	☐	☐	☐	☐	☐
3. Ihre Gedächtnisleistung/ Konzentrationsfähigkeit	☐	☐	☐	☐	☐
4. Ihre psychische Stabilität	☐	☐	☐	☐	☐
5. Ihr sexuelles Wohlbefinden	☐	☐	☐	☐	☐

Wie häufig haben Sie in den letzten zehn Jahren eine/n Frauenärztin/-arzt aufgesucht?

mind. 1mal pro Jahr	☐	mind. 1mal in 10 Jahren	☐
mind. 1mal in 2 Jahren	☐	Nie	☐
mind. 1mal in 5 Jahren	☐	Ich weiß nicht	☐

Werden Ihre Brüste regelmäßig auf krankhafte Veränderungen durch Abtasten untersucht?

Ja ☐ In welchen Zeitabständen? ________ Nein ☐

Wer nimmt diese regelmäßigen Untersuchungen vor?

Frauenarzt/-ärztin ☐ Hausarzt/Allgemeinmediziner/in ☐ Sie selbst ☐

Wie alt waren Sie, als Sie bzw. Ihre Ärztin/Ihr Arzt mit den regelmäßigen Brustkontrollen begannen?

☐☐ Jahre

Waren Sie jemals zur Mammographie (Röntgenaufnahme der Brüste)?

Ja ☐ Nein ☐

Wie alt waren Sie bei der ersten Mammographie?

☐☐ Jahre Ich weiß nicht ☐

Wie häufig gehen/gingen Sie zur Mammographie?

1mal jährlich.......... ☐ Seltener.......... ☐
alle 2 Jahre.......... ☐ Nie.......... ☐
alle 3 - 4 Jahre.......... ☐ Ich weiß nicht.......... ☐

Ist bei Ihnen von Ihrer/m)Frauenärztin/-arzt jemals ein Abstrich zur Krebsvorsorgeuntersuchung (Zytotest) vorgenommen worden?

Ja ☐ Nein ☐ Ich weiß nicht ☐

Wie alt waren Sie, als der erste Abstrich gemacht wurde?

☐☐ Alter

Wie häufig wird/wurde bei Ihnen ein Abstrich gemacht?

1mal jährlich.......... ☐ Seltener.......... ☐
alle 2 Jahre.......... ☐ Nie.......... ☐
alle 3 - 4 Jahre.......... ☐ Ich weiß nicht.......... ☐

Wurde bei Ihnen schon einmal eine Ausschabung / Kürettage durchgeführt?

Ja ☐ Nein ☐ Ich weiß nicht ☐

Wie oft wurde bei Ihnen eine Ausschabung / Kürettage durchgeführt?

☐☐ Anzahl

Wann und weshalb erfolgte/n diese Ausschabung/en / Kürettage/n?

Jahr	Grund:
19____	____________________
19____	____________________
19____	____________________
19____	____________________

Wurde bei Ihnen schon einmal eine Konisation (operative Gewebsentnahme am Gebärmutterhals) **vorgenommen?**

Ja ☐ Nein ☐ Ich weiß nicht ☐

⇓

Wenn Ja, wann ____________________

Beckenentzündungen

Haben bzw. hatten Sie jemals eine Eileiter-/ Eierstockentzündung?

Ja ☐ ⇒ Wie oft? ☐☐ Anzahl Nein ☐

Wann trat/en diese Eileiter-/Eierstockentzündung/en auf?
Bitte geben Sie nach Möglichkeit Monat und Jahr an.

____

War deswegen ein Krankenhausaufenthalt notwendig?

Ja ☐ Nein ☐

Hatten / haben Sie Eierstockzysten?

Ja ☐ Wie oft? ☐☐ Nein ☐

Ich weiß nicht ☐

Wann traten diese Eierstockzysten auf?
Bitte geben Sie nach Möglichkeit den Monat und das Jahr an.

____

Wurden deshalb spezielle therapeutische oder diagnostische Maßnahmen durchgeführt?

Ja ☐ Nein ☐ Ich weiß nicht ☐

Wurde bei Ihnen eine der folgenden Operationen durchgeführt?

Entfernung der Gebärmutter

Ja ☐ ⇒ Wann wurde operiert ☐☐☐☐ Monat/Jahr Nein ☐

Entfernung eines Eierstockes / beider Eierstöcke

Ja ☐ ⇒ Wann wurde operiert ☐☐☐☐ Monat/Jahr Nein ☐

Ein Eierstock ☐ Beide Eierstöcke ☐

Operation der Brust

Ja ☐ ⇒ Wann wurde operiert ☐☐☐☐ Monat/Jahr Nein ☐

Welcher Art war diese Operation (Entfernung eines Knotens, Entfernung einer Brust, ...)?

____

Andere Operationen im Bauchraum (z.B. Eileiterentfernung)

Ja ☐ ⇒ Wann wurde operiert ☐☐☐☐ Monat/Jahr Nein ☐

Welche? ______________________________

Persönliche Angaben

Familienstand

Ledig ☐ Verheiratet/Lebensgemeinschaft ☐ Geschieden ☐ Verwitwet ☐

Partnerschaft (unabhängig vom Familienstand)

alleinlebend ohne Partner ☐ mit Partner zusammenlebend ☐ Partner, aber nicht zusammenlebend ☐

Welchen höchsten Schul- bzw. Hochschulabschluß haben Sie bisher?

Abschluß 9. Klasse oder weniger..... ☐
Abschluß 10. Klasse........................ ☐
Abitur... ☐
Universitäts-/(Fach-)Hochschulstudium...... ☐

Welche der folgenden Angaben zur Erwerbstätigkeit treffen auf Sie zu?

Zur Zeit nicht erwerbstätig .... ☐
Teilzeit oder stundenweise erwerbstätig (weniger als 15 Std. pro Woche) .... ☐
Teilzeit erwerbstätig (15 bis 34 Stunden pro Woche) .... ☐
Voll erwerbstätig (35 Stunden oder mehr pro Woche).................. ☐
Vorübergehende Freistellung (z.B. öffentlicher Dienst, Erziehungsurlaub) .... ☐
Auszubildender (Lehrling)................................. ☐

Trifft eine der folgenden Angaben auf Ihre derzeitige Situation zu?

In Schulausbildung .... ☐
In Hochschulausbildung.................. ☐
Hausfrau .... ☐
Altershalber in Rente / pensioniert... ☐
Vorzeitig in Rente / pensioniert........ ☐
Arbeitslos gemeldet .... ☐
Freiwilliges soziales / ökologisches Jahr .... ☐
Umschulung / ABM .... ☐
Nichts davon trifft zu................................ ☐

Falls Sie zur Zeit nicht erwerbstätig sind:

Waren Sie schon einmal erwerbstätig?

Ja ☐ Nein ☐

⇓

Seit wann sind Sie nicht mehr erwerbstätig? ______________________(Monat/Jahr)

Wie oft haben Sie im letzten Jahr eine/n Ärztin/Arzt aufgesucht (außer Zahnärztin/-arzt)?

Niemals	☐	Mehr als 12mal	☐
1 - 3mal	☐	Ich weiß nicht	☐
4 - 12mal	☐		

Welche der folgenden Krankheiten hatten bzw. haben Sie?
Bitte geben Sie auch den Zeitpunkt bzw. die Dauer der Erkrankung an.

	Jemals Ja	Jemals Nein	Jetzt Ja	Jetzt Nein	Auftreten/Dauer (Jahr, von bis, seit)
Entzündliche Gelenk-oder Wirbelsäulen-erkrankungen (z.B. chronische Polyarthritis, rheumatoide Arthritis, Rheuma)	☐	☐	☐	☐	______
Arthrosen (Abnutzungserscheinungen an den Gelenken)	☐	☐	☐	☐	______
Osteoporose (Knochenschwund)	☐	☐	☐	☐	______
Bluthochdruck	☐	☐	☐	☐	______
Durchblutungsstörungen am Herzen, Verengung der Herzkranzgefäße, Angina pectoris	☐	☐	☐	☐	______
Herzinfarkt	☐	☐	☐	☐	______
Schlaganfall	☐	☐	☐	☐	______
Durchblutungsstörungen an den Beinen (arterielle Verschlußkrankheiten)	☐	☐	☐	☐	______
Krampfadern	☐	☐	☐	☐	______

Fortsetzung **Krankheiten**

	Jemals Ja	Jemals Nein	Jetzt Ja	Jetzt Nein	Auftreten/Dauer (Jahr, von bis, seit)
Tiefe Beinvenenthrombose	☐	☐	☐	☐	______
Lungenembolie	☐	☐	☐	☐	______
Chronische Lungenerkrankungen (z.B. Asthma, Bronchitis)	☐	☐	☐	☐	______
Schilddrüsenerkrankungen (z.B. Struma, Kropf)	☐	☐	☐	☐	______
Chronische Lebererkrankungen (z.B. chronische Hepatitis, Leberzirrhose)	☐	☐	☐	☐	______
Chronische Darmerkrankungen (z.B. Morbus Crohn, Colitis ulcerosa)	☐	☐	☐	☐	______
Chronische Blasen- und Nierenerkrankungen	☐	☐	☐	☐	______
Migräne (d.h. anfallartige, halbseitige Kopfschmerzen)	☐	☐	☐	☐	______
Krebserkrankungen (bösartige Tumore)	☐	☐	☐	☐	
Wenn Ja, welche ______	☐	☐	☐	☐	______
Haben Sie sonstige schwere Krankheiten, die hier nicht genannt wurden?	☐	☐	☐	☐	
Wenn Ja, welche ______	☐	☐	☐	☐	______

Medikamente

Welche der folgenden Medikamente nehmen bzw. nahmen Sie regelmäßig ein?

	Nie	Früher	Jetzt	Dauer der Einnahme (in Monaten oder Jahren)
Blutdrucksenkende Mittel	☐	☐	☐	____Jahre____Monate
Andere Herz-Kreislaufmittel	☐	☐	☐	____Jahre____Monate
Insulin oder blutzuckersenkende Tabletten	☐	☐	☐	____Jahre____Monate
Andere Hormonpräparate (z.B. Schilddrüsenpräparate, Prednisolon)	☐	☐	☐	____Jahre____Monate
Schlankheitsmittel, Appetitzügler	☐	☐	☐	____Jahre____Monate
Abführmittel	☐	☐	☐	____Jahre____Monate
Beruhigungs- oder Schlafmittel	☐	☐	☐	____Jahre____Monate
Stimmungsbeeinflussende Mittel/ Psychopharmaka	☐	☐	☐	____Jahre____Monate

Fortsetzung **Medikamente**

	Nie	Früher	Jetzt	Dauer der Einnahme (in Monaten oder Jahren)
Schmerzmittel	☐	☐	☐	____Jahre____Monate
Vitamin- oder Mineralstoffpräparate	☐	☐	☐	____Jahre____Monate
Andere Medikamente	☐	☐	☐	
Wenn Ja, welche:				
______________________		☐	☐	____Jahre____Monate
______________________		☐	☐	____Jahre____Monate

Wie zufrieden sind Sie mit den folgenden Bereichen Ihres Lebens?

	Sehr zufrieden	Zufrieden	Weniger zufrieden	Unzufrieden	Sehr unzufrieden
1. Ihrer Arbeitssituation bzw. Hauptbeschäftigung?	☐	☐	☐	☐	☐
2. Ihrer Wohnsituation?	☐	☐	☐	☐	☐
3. Ihrer finanziellen Lage?	☐	☐	☐	☐	☐
4. Ihrer Freizeit?	☐	☐	☐	☐	☐
5. Ihrer Gesundheit?	☐	☐	☐	☐	☐
6. Ihrer familiären Situation?	☐	☐	☐	☐	☐
7. Ihren Beziehungen zu Freunden, Nachbarn, Bekannten?	☐	☐	☐	☐	☐
Und wenn Sie Ihre gesamte derzeitige Situation berücksichtigen					
8. Wie zufrieden sind Sie dann insgesamt mit Ihrem Leben?	☐	☐	☐	☐	☐

Datum des Ausfüllens ☐☐☐☐☐☐
Tag / Monat / Jahr

Bitte schauen Sie den Fragebogen noch einmal durch und prüfen Sie, ob jede Frage beantwortet ist. Falls Sie noch Ergänzungen, Hinweise oder Bemerkungen haben, tragen Sie diese bitte auf der Rückseite ein. Senden Sie den Fragebogen anschließend im beiliegenden Freiumschlag zurück.

Vielen Dank für Ihre Mitarbeit!

B Instrumentarium; Sekundäranalyse

ID-Nr.: ☐☐☐☐☐☐ Geb.-Datum: ☐☐☐☐☐☐

PERSÖNLICHKEITSPROFIL

Vor Ihnen liegt eine Eigenschaftsliste. Sie sollen sich mit Hilfe dieser Eigenschaften selbst beschreiben. Geben Sie bitte Ihre Selbsteinschätzung an, wie sehr die jeweilige Eigenschaft auf Sie zutrifft. Es gibt für Sie fünf verschiedene Antwortmöglichkeiten. Kreuzen Sie bitte das Ihnen entsprechende Kästchen an. Bitte beantworten Sie alle Fragen.

Ich halte mich für	trifft gar nicht zu	trifft kaum zu	teils-teils	trifft ziemlich zu	trifft genau zu
1. aggressiv	1☐	2☐	3☐	4☐	5☐
2. nachgiebig	1☐	2☐	3☐	4☐	5☐
3. weiblich	1☐	2☐	3☐	4☐	5☐
4. eine Person mit Führungseigenschaften	1☐	2☐	3☐	4☐	5☐
5. dominant	1☐	2☐	3☐	4☐	5☐
6. bestimmt auftretend	1☐	2☐	3☐	4☐	5☐
7. bescheiden	1☐	2☐	3☐	4☐	5☐
8. familienorientiert	1☐	2☐	3☐	4☐	5☐
9. entschlossen	1☐	2☐	3☐	4☐	5☐
10. freundlich	1☐	2☐	3☐	4☐	5☐
11. ehrgeizig	1☐	2☐	3☐	4☐	5☐
12. berufsorientiert	1☐	2☐	3☐	4☐	5☐
13. unabhängig	1☐	2☐	3☐	4☐	5☐
14. gefühlsbetont	1☐	2☐	3☐	4☐	5☐
15. aktiv	1☐	2☐	3☐	4☐	5☐
16. fähig auf andere einzugehen	1☐	2☐	3☐	4☐	5☐
17. hilfreich zu anderen	1☐	2☐	3☐	4☐	5☐
18. konkurrierend	1☐	2☐	3☐	4☐	5☐
19. der Gefühle anderer bewußt	1☐	2☐	3☐	4☐	5☐
20. leicht Entscheidungen fällend	1☐	2☐	3☐	4☐	5☐
21. nicht leicht aufgebend	1☐	2☐	3☐	4☐	5☐
22. selbstsicher	1☐	2☐	3☐	4☐	5☐
23. sich überlegen fühlen	1☐	2☐	3☐	4☐	5☐
24. verständnisvoll gegenüber anderen	1☐	2☐	3☐	4☐	5☐
25. Druck gut standhaltend	1☐	2☐	3☐	4☐	5☐
26. sanft	1☐	2☐	3☐	4☐	5☐
27. egoistisch	1☐	2☐	3☐	4☐	5☐
28. hart	1☐	2☐	3☐	4☐	5☐
29. herzlich in Beziehungen zu anderen	1☐	2☐	3☐	4☐	5☐
30. offensiv	1☐	2☐	3☐	4☐	5☐
31. leistungsorientiert	1☐	2☐	3☐	4☐	5☐
32. zielstrebig	1☐	2☐	3☐	4☐	5☐
33. anpassungsfähig	1☐	2☐	3☐	4☐	5☐

ID-Nr.: □□□□□□ Geb.-Datum: □□□□□□

Fragebogen zum Gesundheitszustand SF-12

In diesem Fragebogen geht es um die Beurteilung Ihres Gesundheitszustandes. Der Bogen ermöglicht es nachzuvollziehen, wie Sie sich fühlen und wie Sie im Alltag zurechtkommen.
Bitte beantworten Sie jede der Fragen, indem Sie bei den Antwortmöglichkeiten die Antwort ankreuzen, die am besten auf Sie zutrifft. Bitte kreuzen Sie in jeder Zeile nur eine Antwortmöglichkeit an.

	Ausgezeichnet	Sehr gut	Gut	Weniger gut	Schlecht
1. Wie würden Sie Ihren Gesundheitszustand im Allgemeinen beschreiben?	1	2	3	4	5

Im folgenden sind einige Tätigkeiten beschrieben, die Sie vielleicht an einem normalen Tag ausüben.			
Sind Sie durch Ihren gegenwärtigen Gesundheitszustand in diesen Tätigkeiten eingeschränkt? Wenn ja, wie stark?	Ja, stark eingeschränkt	Ja, etwas eingeschränkt	Nein, überhaupt nicht eingeschränkt
2. **mittelschwere Tätigkeiten**, z.B. einenTisch verschieben, staubsaugen, kegeln, Golf spielen	1	2	3
3. **mehrere** Treppenabsätze steigen	1	2	3

Hatten Sie *in der vergangenen 4 Wochen aufgrund Ihrer **körperlichen** Gesundheit* irgendwelche Schwierigkeiten bei der Arbeit oder anderen alltäglichen Tätigkeiten im Beruf bzw. zu Hause?	JA	NEIN
4. Ich habe **weniger geschafft**, als ich wollte	1	2
5. Ich konnte **nur bestimmte** Dinge tun	1	2

Hatten Sie *in den vergangenen 4 Wochen aufgrund **seelischer** Probleme* irgendwelche Schwierigkeiten bei der Arbeit oder anderen alltäglichen Tätigkeiten im Beruf bzw. zu Hause? (z.B. weil Sie sich niedergeschlagen oder ängstlich fühlten)?	JA	NEIN
6. Ich habe **weniger geschafft**, als ich wollte	1	2
7. Ich konnte nicht so **sorgfältig** wie üblich arbeiten	1	2

	Überhaupt nicht	Ein bißchen	Mäßig	Ziemlich	Sehr
8. Inwieweit haben die Schmerzen Sie *in den vergangenen 4 Wochen* bei der Ausübung Ihrer Alltagstätigkeiten zu Hause und im Beruf behindert?	1	2	3	4	5

In diesen Fragen geht es darum, wie Sie sich fühlen und wie es Ihnen *in den vergangen 4 Wochen* gegangen ist.	Immer	Meistens	Ziemlich oft	Manchmal	Selten	Nie
Wie oft waren Sie *in den vergangen 4 Wochen*						
9. ruhig und gelassen?	1	2	3	4	5	6
10. voller Energie?	1	2	3	4	5	6
11. entmutigt und traurig?	1	2	3	4	5	6

	Immer	Meistens	Manchmal	Selten	Nie
12. Wie häufig haben Ihre körperliche Gesundheit oder seelischen Probleme in den *vergangenen* 4 *Wochen* Ihre Kontakte zu anderen Menschen (Besuche bei Freunden, Verwandten usw.) beeinträchtigt ?	1	2	3	4	5

Im Folgenden finden Sie eine Reihe von Aussagen zu Ihrer Intimität und zu Ihrem sexuellen Wohlbefinden.
Kreuzen Sie bitte die erste Antwort an, die Ihnen in den Sinn kommt!

		trifft gar nicht zu	trifft kaum zu	teils-teils	trifft ziemlich zu	trifft genau zu
1	Sexualität spielt in meinem Leben eine wichtige Rolle.	1☐	2☐	3☐	4☐	5☐
2	Ich bin mit meinem Sexualleben zufrieden.	1☐	2☐	3☐	4☐	5☐
3	Ich erlebe Einschränkungen im Bereich meiner Sexualität.	1☐	2☐	3☐	4☐	5☐
4	In der Sexualität erfahre ich sexuelle Erfüllung.	1☐	2☐	3☐	4☐	5☐
5	In der Sexualität bin ich oft wie blockiert.	1☐	2☐	3☐	4☐	5☐
6	Ich bin mit meinem sexuellen Empfinden zufrieden.	1☐	2☐	3☐	4☐	5☐
7	Häufig entsprechen meine sexuellen Erlebnisse nicht meinen eigentlichen Bedürfnissen.	1☐	2☐	3☐	4☐	5☐
8	Ich habe Spaß an sexuellen Gedanken und Gefühlen.	1☐	2☐	3☐	4☐	5☐

		nie	selten	hin und wieder	oft	sehr oft
9	Ich habe tagsüber spontane Gedanken an Sexualität (z.B. kurze Tagträume beim Anblick eines attraktiven Mannes oder einer erotischen Abbildung)	1☐	2☐	3☐	4☐	5☐
10	Ich verspüre tagsüber den spontanen Wunsch nach Sexualität.	1☐	2☐	3☐	4☐	5☐
11	Ich wünsche mir intime Kontakte (ohne im engeren Sinne sexuelle Aktivitäten) wie z.B. Küssen, Streicheln Sich-aneinander-kuscheln.	1☐	2☐	3☐	4☐	5☐
12	Ich wünsche mir sexuelle Kontakte.	1☐	2☐	3☐	4☐	5☐

		sehr gering	gering	mittel	stark	sehr stark
13	Die Häufigkeit meiner sexuellen Aktivitäten ist eher:	1☐	2☐	3☐	4☐	5☐
14	Mein sexuelles Verlangen ist (insgesamt):	1☐	2☐	3☐	4☐	5☐

Wie lange besteht Ihre jetzige Partnerschaft? ______Jahre ______Monate

Zur Zeit habe ich keine feste Partnerschaft seit ______Jahr/en ______Monat/en

Vielen Dank für die Beantwortung der Fragen.

Literatur

Bachmann, G.A. (1990). Hysterectomy: a critical review. Journal of Reproductive Medicine, 35 (9), 839-862.

Bem, S.L. (1974). The measurement of psychological androgyny. Journal of Consulting and Clinical Psychology, 42, 155-162.

Bullinger, M. & Kirchberger, I. (1998). SF-36 Fragebogen zum Gesundheitszustand. Hogrefe-Verlag, Göttingen.

Chlebowski, RT et al. (2003). Influence of etsrogen plus progestin on breast cancer and mammography in healthy postmenopausal women: The Women´s health Initiative Randomized Trial. JAMA, 289 (24): 3243-3253.

Glaeske, G. & Jahnsen, K. (2001). GEK-Arzneimittel-Report, Sankt Augustin; Asgard.

Heinemann, L.A.J., E. Garbe, U.H. Winkler, T. Rabe (2000). Die Deutsche Kohortenstudie zur Frauengesundheit – Ausführungen zum Studienprotokoll. Zentralblatt für Gynäkologie, 122, 112-115.

Kolip, P. & Glaeske, G. (2002). Die Medikalisierung weiblicher Biographien im mittleren Alter. Schweizerische Ärztezeitung, 83, 10, 479-482.

Million Women Study Collaborators (2003).Breast cancer and hormone replacement in the One Million Women Study, Lancet, 362: 419-427.

Moser, K. & Paul, K. (2001). Arbeitslosigkeit und seelische Gesundheit. Verhaltenstherapie und psychosoziale Praxis, 33, 431-442.

Runge, T.E., Frey, D., Gollwitzer, P.M., Helmreich, R.L. & Spence, J.T. (1981). Masculine (instrumental) and feminine (expressive) traits. Journal of Cross-Cultural Psychology, 12, 142-162.

Schultz-Zehden, B. (2001). Menstruation und Lebensqualität. Psychomed – Zeitschrift für Medizin und Psychologie, Heft 2, 380-388.

Schultz-Zehden, B. (2003). Krise der Frau in der Lebensmitte – hormonell oder psychisch? Der Gynäkologe, 3, 224-230

Sieverding, M. (1990). Psychologische Barrieren in der beruflichen Entwicklung von Frauen. Ferdinand Enke Verlag, Stuttgart.

Sachverzeichnis

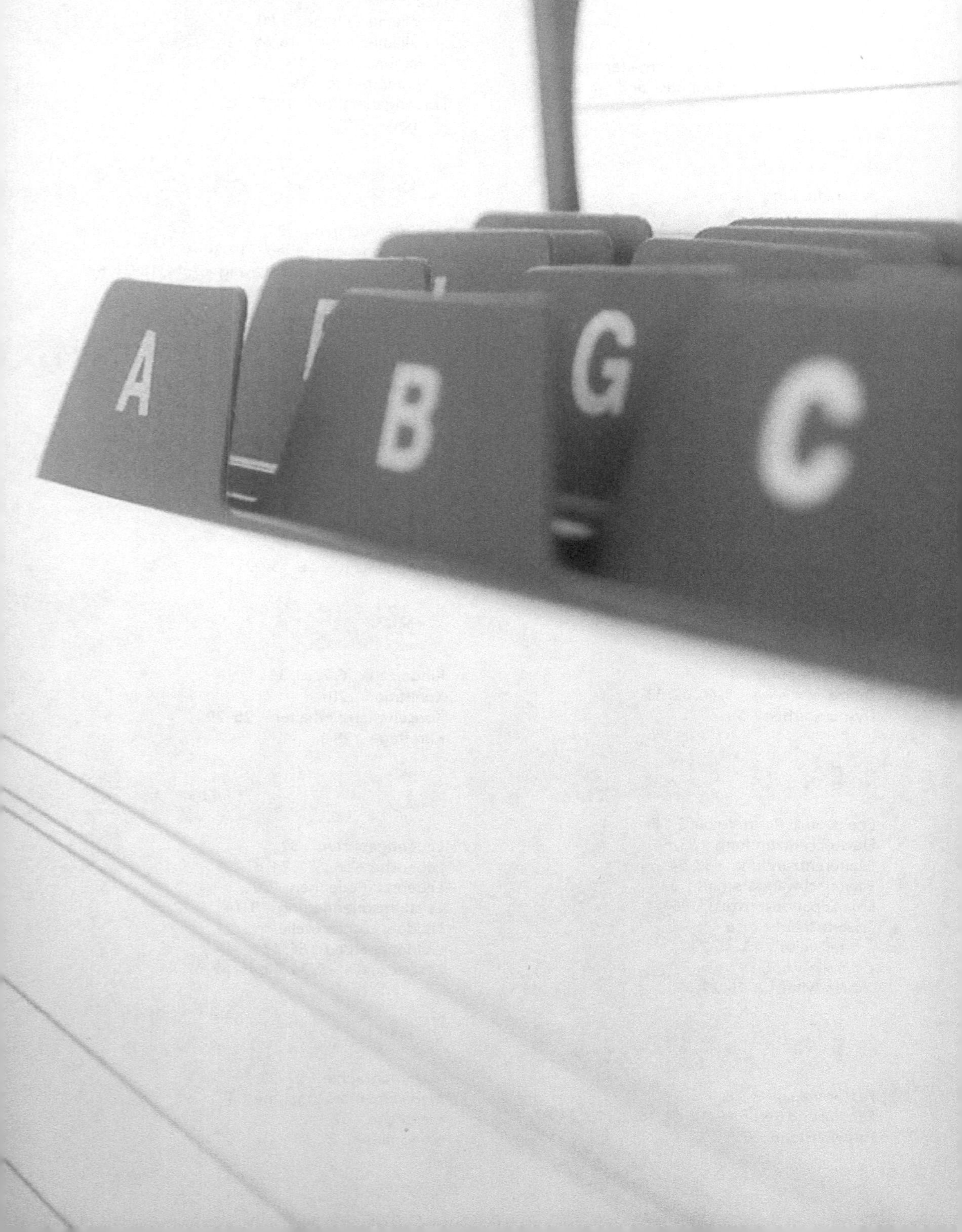

FSC
www.fsc.org
MIX
Papier | Fördert
gute Waldnutzung
FSC® C083411

Kolibri 360 GmbH
Ferdinand-Jühlke-Straße 7
99095 Erfurt, Deutschland
produktsicherheit@kolibri360.de